JN265450

伝える
支える
心をつなぐ

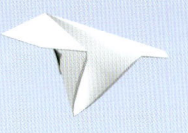

プロフェッショナル!
言語聴覚士の仕事

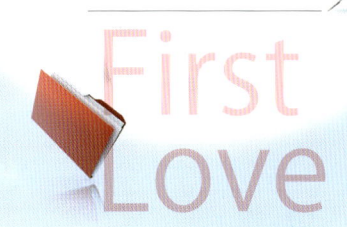

First
Love

Professional!
Speech-Language-Hearing Therapist's work

監修：一般社団法人 日本言語聴覚士協会

三輪書店

序文

　2012年5月、中園ミホ氏脚本によるNHKドラマ10「はつ恋」の放映が始まった。「私の命を救えるのはただ一人、世界で一番憎い初恋の人」という番組宣伝の文章に、放送前からストーリーの展開に興味を引かれた。年下の夫と小学生の息子とともに幸せに暮らしている主人公が難しい部位のがんを発症し、その手術ができるスーパードクターが昔残酷に自分を捨てた憎い初恋の相手というストーリーから、ドロドロした三角関係のドラマを予想した人も少なくなかったと思う。しかし、ふたを開けてみると、美しい映像、丁寧な心理描写、登場人物は皆生き生きとした魅力的なキャラクターで、テンポよく展開されるストーリーは回を追うごとに大きな反響を呼んだ。

　このドラマの魅力的な主人公は、村上緑。42歳の言語聴覚士であった。

　かつて、テレビドラマで言語聴覚士が主人公として置かれたことはなかった。脇役を含めても思い当たらない。一般の人々の間で、「リハビリテーション」に関しての理解はずいぶん広まっているように感じられるが、残念なことに、言語聴覚士や言語聴覚療法については、ほとんど知られていないのが現状である。

　そのような中で、言語聴覚士が主人公のドラマがNHKで放送されたことは、実に画期的なことであった。物語が進むにつれ、言語聴覚士である緑の活躍と、登場する失語症患者との関わりが話題を呼んだ。「言語聴覚士とはどんな仕事？」「失語症ってどんな障害？」という問い合わせを関係者や協会にいただくことも増えた。協会では、「失語症講座」と題して、言語聴覚士と失語症の方々とのやりとりや練習のシーンが登場する度に、失語症の症状や何を目的にした練習なのか、その意味するところの解説をホームページに掲載した。

　本書は、そのような解説を契機として、「はつ恋」というドラマの世界を通じて、広く一般の方々に言語聴覚士、そして失語症という障害を理解していただくことを目的に著した書物である。ドラマを見ていただいた方には、シーンの解説を並行して読んでいただくことで、もう一度感動の物語を思い返しながら、失語症という障害やそのリハビリテーションについて改めて理解を深めていただきたい。また、残念ながらこのドラマをご覧になれなかった方にも、このドラマへの興味と同時に失語症について、言語聴覚士について関心を持っていただけたらと思う。予備知識を得たうえで、機会があれば、映像も見ていただくことができれば幸いである。

2012年11月

一般社団法人　日本言語聴覚士協会会長

深浦順一

伝える
支える
心をつなぐ

プロフェッショナル！
言語聴覚士の仕事

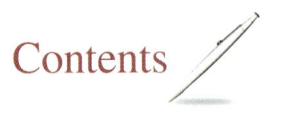

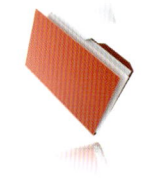

Contents

序文　深浦順一　　*iii*

Question and Answer
言語聴覚士について　　1
失語症について　　3

ドラマ「はつ恋」story　　5

ドラマシーンにみる言語聴覚療法と解説　　10
登場人物　　10

第1話 ## STAY GOLD　　11
中山貞夫さん、リハビリセンターを受診　　11
声を荒らげるリハビリスタッフ　　13
中山さんのリハビリ開始　　15

第2話 ## Frozen Memory　　19
物の名前を言う練習　　19
休職を伝える緑さん　　21

第4話 ## Innocent Night　　25
中山さんとの会話練習　　25

第5話 True Heart　27
- 中山さんの職場復帰　27
- 三島先生の脳出血発症　29

第6話 Endless Kiss　33
- 三島先生の失語症の様子　33
- 中山さんと三島先生、カラオケに行く　37
- 広瀬夫妻がアルバムを持って訪ねてくる　41
- 三島先生の失語症の障害像　45

第7話 Promise　49
- 文を言う練習　49
- 三島先生の打ったメール　51

最終話 ONLY LOVE　53
- 4コマ漫画を使った談話の練習と三島先生の回復　53

平澤正剛さんについて　57
- テレビドラマ「はつ恋」をお手伝いして　平澤正剛　58

ドラマ「はつ恋」撮影参加記　森田秋子　61

あとがき　森田秋子　73

資料
- 養成校一覧　74
- 就職先種別／国家試験情報　76

言語聴覚士について

Q 言語聴覚士とは、どのような仕事ですか。

A 「聞くこと」「話すこと」などコミュニケーション、あるいは「食べること」「飲むこと」など摂食・嚥下に障害のある乳児から高齢者までのさまざまな年齢の方々に、評価や指導などの支援を行う専門職です。会話や食事など、誰でも当たり前のこととして自然に行っていることが、病気や事故、加齢などの原因で、難しくなったり、不自由になったりすることがあります。先天的な原因によって障害が出てくる場合もあります。

こうした問題のある方々が家庭や職場、あるいは学校などの社会で生活することを援助し、自分らしい生活ができるよう支援するのが言語聴覚士の仕事です。

Q 具体的には、どのような障害が対象になりますか。

A 聞こえの問題である聴覚障害、さまざまな原因で言葉の発達が遅れる言語発達障害、発音の問題である構音障害・発声障害、飲み込みの問題である摂食・嚥下障害、脳梗塞や脳外傷などによる言葉の問題である失語症や注意・記憶などの高次脳機能障害、あるいは認知症など、非常に幅の広いさまざまな障害が対象です。そのため対象となる方々も生後間もない乳児から高齢者までと、幅広い年齢層という特徴があります。

Q 言語聴覚士は、日本にどのくらいいるのですか。

A 2012年4月1日現在で、国家試験に受かった言語聴覚士の数は20,370人、ようやく2万人を少し超えたところです。最近では毎年1,400名程度の言語聴覚士が新たに誕生していますが、さまざまな領域でまだ不足している状況です。

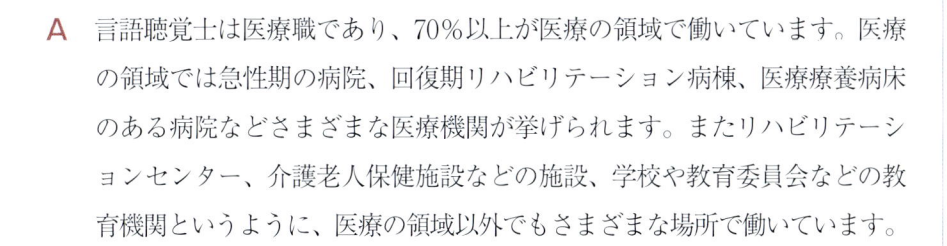

Q　どんなところで働いているのですか。

A　言語聴覚士は医療職であり、70％以上が医療の領域で働いています。医療の領域では急性期の病院、回復期リハビリテーション病棟、医療療養病床のある病院などさまざまな医療機関が挙げられます。またリハビリテーションセンター、介護老人保健施設などの施設、学校や教育委員会などの教育機関というように、医療の領域以外でもさまざまな場所で働いています。

Q　どうすれば、言語聴覚士のリハビリを受けられますか。

A　言語聴覚士がいる医療機関や施設を探しましょう。そのためにはかかりつけの病院、利用施設の相談員、ケアマネジャーなどにまずご相談ください。医療保険や介護保険を利用して受けることができます。また、各都道府県にはそれぞれ言語聴覚士会があります。なお、日本言語聴覚士協会のホームページには、会員の所属する施設を検索するシステムもあります。

Q　どうすれば、言語聴覚士になれますか。

A　厚生労働省や文部科学省が認定した養成機関で決められたカリキュラムを履修し、国家試験に合格すれば言語聴覚士の国家資格を得ることができます。言語聴覚士の養成には、いくつかのコースがあります。高等学校を卒業した方の場合は4年制大学で学ぶコース、3年制ないしは4年制の専門学校で学ぶコースがあります。4年制大学を卒業した方の場合は、2年制の専門学校で学ぶコースが代表的です。養成校は全国に約70校あります（詳しくは、付録資料をご参照ください）。

言語聴覚士の国家試験は、毎年70％程度の合格率で決して高いとはいえませんが、新卒者の合格率は80％と高くなっています。

失語症について

Q 失語症とは、どのようなものでしょうか。

A 脳の損傷によって後天的に生じる、ことばを聞いて理解したり、話したりすることの障害です。

耳が聞こえなくなる難聴や、舌や唇の動きが障害される構音障害とは異なります。また、声が出なくなる失声症や、記憶、知能の障害とも異なります。失語症になると、周りの人が話していることが理解できなくなったり、自分が言いたいことを言えなくなったりします。また、字を読んだり書いたりすることにも、障害が現れます。

失語症は、外から見てもわかりませんが、人とコミュニケーションをとることが障害され、心理的にも大きなダメージを受けることが多く、専門家のサポートが必要です。

Q 言語に関わる領域は、大脳のどこにあるのですか。

A ほとんどの人が大脳の左半球にありますが、左利きの人などでは右半球にある人もいます。

ブローカ野といわれる発話の中枢、ウェルニッケ野といわれる理解の中枢、角回といわれる文字の中枢があり、この3つを結ぶ周辺領域が言語機能に関わるといわれています。

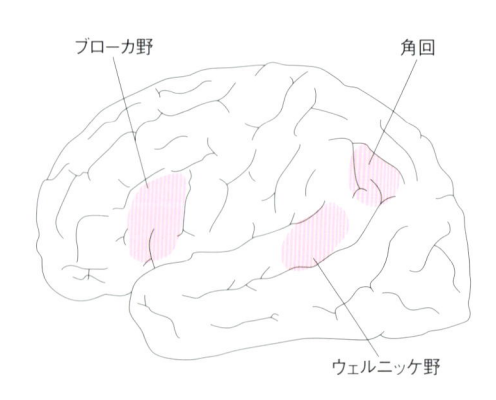

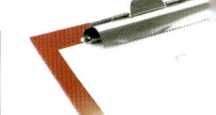

Q 失語症の原因は何ですか。

A 脳出血、脳梗塞、くも膜下出血などの脳血管障害、脳炎、頭部外傷など、病気や事故によって脳に損傷を受けた場合に生じます。
脳出血は40〜50代の男性に多く見られ、脳梗塞は60代以上の人で多く見られますが、小児や若年の例も見られます。

Q 失語症にはさまざまなタイプがあるのですか。

A 失語症は障害を受けた脳の部位や大きさによって、タイプや重症度が異なります。
発話の特徴から、スラスラ話すことができる流暢なタイプの失語症と、とつとつとぎこちなく話す非流暢なタイプの失語症があります。
また、理解は比較的良好ですが話すことに障害を受けるブローカ失語、聴覚的理解が障害され、スラスラ話せるが言いたいことが言えなかったり、言い間違いが出現するウェルニッケ失語など、いくつかのタイプに分類できることがあります。

Q 失語症は治りますか。

A 発症時から軽症の人はかなりよくなることが期待できます。重症の人では完全に元のとおりに回復することは難しいことが多いですが、長期的なリハビリによって機能も長期的に回復していく例が数多く報告されています。

Q 失語症のリハビリとは、どのようなものですか。

A 言語聴覚士によって、聞くこと、話すことなどの練習を行います。会話の練習を行うこともあります。個別練習のほか、グループで練習をすることにも効果があります。また積極的に外出をしたり、人と関わったり、役割を持ったりすることで、生き生きとした生活をすることが大切であり、失語症の方々に対しては、生活や生き方を含めた全人的な支援を行っていきます。

ドラマ「はつ恋」

story

　村上緑（木村佳乃）は言語聴覚士として充実した日々を送っていた。それはやっと掴んだ日々だった。
　初恋の相手の信じられない裏切りで、絶望の淵をさまよった緑は、年下の潤（青木崇高）との出会いに救われ、言葉が人に与える影響の強さを痛感した。それくらいの言葉を初恋の相手、三島（伊原剛志）は残し、医師になったら迎えに来るという約束を信じ続けた緑の前から消えたのだ。今は、緑を心から愛する潤と幼い息子に囲まれて幸せを手に入れた。そんな時、緑は肝臓がんと診断される。しかも手術は極めて困難と告げられる。
　緑の肝臓がんの切除手術を成功させられるのはただ一人、現在パリで活躍する日本人スーパードクターだけだった。潤の奔走の末、その医師との面会がかなうが、緑の目の前に現れたのは、初恋の人、三島だった。思わぬ再会にその場を逃げ出した緑は、三島による手術を拒否する。しかし、愛する家族のために再び生きる決意をした緑は…

第1回
STAY GOLD

　村上緑（木村佳乃）は優しい年下の夫、潤（青木崇高）と小学校に入学する息子、健太（里村洋）に囲まれ、言語聴覚士として幸せな日々を送っていた。初恋の相手からの裏切りに絶望の淵をさまよった末に手に入れた幸せだったが、ある日肝臓がんを宣告される。しかも手術は極めて困難で、手術して緑の命を救えるのはただ一人のスーパードクターだけだという。潤はパリから一時帰国中のその医師に執刀を頼み込むが断られる。しかし、執刀した母校の名誉教授が死亡し、名誉回復のために手術をもう一件依頼されたことから緑の手術を引き受けることに。うれし泣きの潤に連れられ、緑は医師との面会に出かける。しかし、緑の目の前に現れた医師は世界で一番会いたくない、初恋の人、三島（伊原剛志）その人だった。思いがけない再会に、緑は一度は立ち去り、手術を拒む。しかし、健太の入学式に出席しながら、愛する夫と息子のために生きたいと願い、再び三島に会いに行く。そして「私を助けてください」と頼むのだった。

第2回
Frozen Memory

　手術のために入院した緑（木村佳乃）は、三島（伊原剛志）の前ではかたくなな態度を崩さない。しかし、内心は手術への不安で押しつぶされそうだった。夜、息子の健太（里村洋）に電話する緑に母の姿を見た三島は、不安を隠すその背中に、「絶対に歩いて帰す」と語りかける。患者と医師としての距離を保とうとする二人だが、時折見せる面影が高校時代の郷愁に誘う。そして手術の日、眠る緑を前に三島の胸中にかつての日々が去来する。緑も同じ夢を見ているようだった。手術は成功した。愛する妻の命を救ってくれた三島に潤（青木崇高）は深々と頭を下げるが、かつての二人の関係を潤は知らない。退院の日、病室から車までお姫様だっこで緑を運ぶと張り切る潤だったが、仕事先のトラブルで急遽対応を迫られ迎えに行けない。仕方なく一人で帰ろうとバス停に向かう緑を引き止めたのは三島だった。故郷まで緑を送る三島の車と、駆けつける潤の車がすれ違い…

第3回

Secret Place

　緑（木村佳乃）を車で送りながら、16年ぶりに故郷に足を踏み入れた三島（伊原剛志）は「ずっと謝りたかった」と過去を振り返るが、緑はもう昔の自分ではないと言い返す。退院祝いが健太（里村洋）や父、勝（串田和美）、幼なじみの広瀬（カンニング竹山）らによって開かれる中、潤（青木崇高）が飛び込んでくる。迎えに間に合わなかったことを謝りながら、三島が送ってきたことを知ると感激した。その姿に緑は複雑な気持ちになる。初めての検診の後、三島は自室でのランチに緑を誘う。なごやかな会話の中でも気丈に振る舞い過去を忘れたかのような緑に対し、三島は「今、幸せなんだね」と問いかける。微笑みうなずく緑を見て、パリに戻る決心がついたと三島は告げる。身体に感じる自覚症状を誰にも言えず、再発の恐怖に怯える緑は、思わずパリに旅立つ三島に電話してしまう。成田空港で搭乗直前の三島だったが…

第4回

Innocent Night

　大学病院で落ち合った緑（木村佳乃）に三島（伊原剛志）は処置を施す。胸にたまった水を抜いて熱も下がったが今夜は入院の必要があるという。しかし病室に空きはなく、三島は自分の居室を一晩提供することに。三島を頼ることで安心感を得ている自分に気づいた緑は、16年前のつらい出来事を思い出しながら眠る。三島を意識する緑は、迎えに来た潤（青木崇高）に三島のことを聞かれても黙り込んでしまう。だが潤は広瀬（カンニング竹山）から聞かされた、三島とは同級生だが親しくなかったという言葉を信じ込もうとしていた。そして広瀬は三島を訪ねる。広瀬の真意に気づいた三島は、緑の今の幸せを壊さないと約束する。三島がかつて大切に持っていた写真の高校生が緑だと思い出した三島の元妻、幸絵（佐藤江梨子）は、緑の気持ちを探ろうと、三島がパリで築いたキャリアを捨てる覚悟で成田から戻ったと緑に話す。思わず緑は三島に会いに行く。そして…

第5回
True Heart

　三島（伊原剛志）の腕の中から逃れるように帰った緑（木村佳乃）は、動揺と後ろめたさを引きずったまま潤（青木崇高）に接する。三島が病院の居室で別れ際に16年前のことを話そうとしたことを思い出しては電話を気にしてしまう。三島も同じだった。数日後、三島から電話が入る。沼津まで来ているという。昼下がりのオーベルジュで、あきらめて三島が帰ろうとすると緑がやってきた。16年前、大学まで訪ねてきた緑の話も聞かず、残酷な言葉を残して三島は去った。あの時、何があったかを三島は打ち明けた。バス停で離れがたい気持ちを必死にこらえる緑は泣き出してしまう。そんな緑の肩を優しく抱きながら三島はある決心をした。その夜、成田へ向かう三島から別れを告げるメールが届く。元の暮らしに戻り、そして手術を受けてから1年が経った。一方パリの三島は蛯名教授（平田満）からの電話を受けている最中に突然倒れる。そして緑のもとへ…

第6回
Endless Kiss

　脳出血の後遺症で失語症になった三島（伊原剛志）を元に戻してほしいと幸絵（佐藤江梨子）から頼まれた緑（木村佳乃）は、手を尽くしたいと潤（青木崇高）に持ちかける。賛成をした潤だが、緑がこのまま思いを残さないようにとの必死の決断だった。幸絵から三島への思いを聞かされた緑は、言語聴覚士として接することを自分に誓う。緑の幸せを壊さないと決めた自分へのやりきれなさで自失の三島だったが、緑の問いかけに次第に言葉を取り戻そうと、「これは？」と指さして尋ねるようになる。そんな時、蛯名教授（平田満）が三島を大学へ連れて行く。復帰のための意欲になればとの気遣いだったが、高野らが屈辱の言葉を投げる。ショックの三島は駅からの帰り道、引き寄せられるように公民館へ入っていく。迎えに来た緑は恋しさがあふれそうで戸惑う。そして三島は緑を指さすと、「ドリ」とつぶやいた。その夜、酒を酌み交わした勝（串田和美）の口からこぼれた16年前の真実に三島は再び姿を消してしまう。

第7回

Promise

　三島（伊原剛志）は見つからず、過去の事情を知った勝（串田和美）からもう関わるなと言われても、緑（木村佳乃）は心配で仕方がない。そんな時、担当患者の中山（大竹まこと）の一言から、ある場所を思い出し駆けつける。最後に会ったオーベルジュで、三島は涙を流しながら精一杯の言葉で知らなかった妊娠を詫びた。緑は優しく16年前の気持ちを話す。そしてあの時に戻れたらとつぶやく。三島に強く抱かれ、二人は取り戻せない時間を埋めるように求め合った。一人家に帰った緑は、三島を探していたと言いながら、その場所について問われると、広瀬達と行った場所だと嘘をつく。不審に思った潤（青木崇高）は広瀬にオーベルジュのある土地の名前を問い、緑の嘘を知る。放心の三島から緑に絵文字メールが届く。三島は公民館で待っていた。ピアノの前で緑は別れを告げる。家族のためにもう会えないと伝えた。三島の「さようなら」にありがとうと緑が微笑んだ時、そこには潤が…。家に緑を連れ帰った潤は、冷静さを必死で取り戻しながら、「俺と健太を選んだんだよな。だからもういい」そう言い緑を見つめる。その一途な瞳に緑は嘘をつけなくて…

第8回

ONLY LOVE

　手術から5年、三島（伊原剛志）と暮らしていた緑（木村佳乃）にがんの再発が見つかる。診断は門脈腫瘍栓、がんの切除が困難な稀なケースだった。「何とか手術を」と訴える三島に、蛯名教授（平田満）は「彼女に最後の幸せの時間を過ごさせるように」と諭す。三島は苦しみの末、ある決断を下す。三島の決断により、緑は残されたわずかな時間を、夫潤（青木崇高）と息子健太（里村洋）の住む家に戻る。潤は今までのすべてを飲み込み、「帰って来てくれてありがとう」と声をかける。幸せな家庭がそこによみがえる。やがて、潤と健太そして三島に見守られて、緑は最後を迎えた。葬式にも顔を出さず、自失の三島は勝（串田和美）から、遠い昔、緑に渡したカセットテープを受け取る。これだけは緑は大切にしまっていたのだ。やがて、「理容トヨサキ」に訪れた三島を勝は招き入れ、鏡の前、潤の隣に座らせる。ぎこちない潤と三島。二人の肩をたたく勝。「三島先生。たまには健太の勉強を見てやってくれますか」と潤が言う。間を置いてうなずく三島。嵐の後の、傷跡の残る日だまりに、穏やかな時が流れ始める。

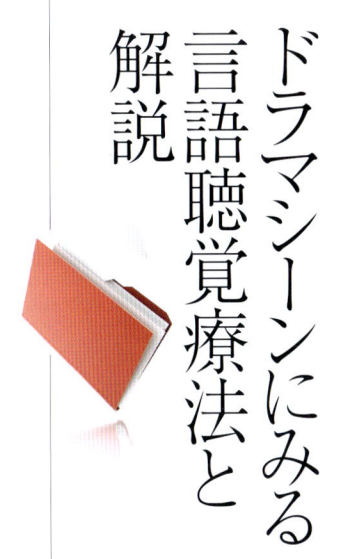

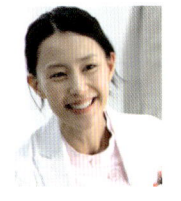

ドラマシーンにみる言語聴覚療法と解説

登場人物

村上 緑
木村佳乃

優しい夫と小学校入学を控えた息子と、ささやかながら幸せな家庭を築いた。職業は言語聴覚士。高校の同級生で初恋の相手に裏切られた過去があり、恋愛に関して臆病だったが、夫と出会い、今はその心の傷もすっかり癒えたと思っていた。そんなある日、肝臓がんを宣告される。しかも手術は極めて困難で、成功させられるのは、現在パリで執刀する日本人のスーパー外科医ただ一人だという。その男がかつて自分を捨てた、初恋の人だった。

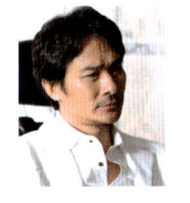

三島 匡
伊原剛志

世界的な肝臓外科医。パリの医科大学で不可能とされていた手術を成功させたゴッドハンド。クールな野心家と誰もが思っている。が、心の奥底には今も忘れられない女性の記憶が鮮明に残っている。その女性が緑。名誉教授を執刀するために古巣の大学病院に招かれ16年ぶりに帰国した。そして…。

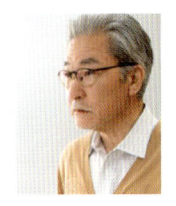

中山 貞夫
大竹まこと

印刷会社社長。脳梗塞を発症し失語症になり、リハビリセンターで緑がリハビリを担当する。始めは、話せないショックで心を閉ざしているが、徐々に緑のリハビリを通して回復を示し、緑との信頼関係を強める。

第 1 話

STAY GOLD

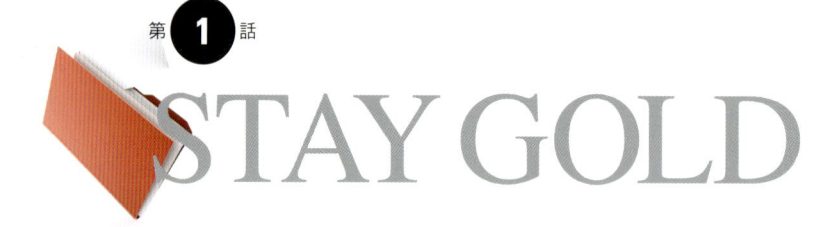

中山貞夫さん、リハビリセンターを受診

Scene

　緑さんが勤めるリハビリテーションセンターの言語療法室へと続く廊下に、初老の男性中山貞夫さんがたたずんでいます。

　中山さんは、数か月前に脳梗塞を発症、急性期病院でのリハビリにより、手には麻痺が残るものの、足の麻痺は軽くなり、杖をついて一人で歩けるようになりました。しかし重度の失語症が残り、ことばはほとんど出ない状態で自宅に退院した様子です。外来で失語症のリハビリを継続するために、緑さんの勤務するリハビリセンターを受診しました。

　中山さんの状態を事前に確認した緑さんは、富士山を眺めながら立っている中山さんに声をかけます。見るからに真面目で、頑固そうな中山さん。突然の病、そしてことばを失ったことに対して、気持ちは受け入れられてはいないようです。戸惑いや混乱、苦しさが感じられます。

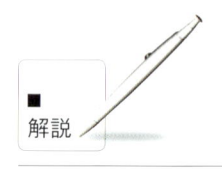

■ 解説

　脳梗塞や脳出血などの脳損傷を発症すると、まずは急性期病院に入院し、救命のための治療を受けます。急性期治療が終わった後、軽症であればそのまま自宅に退院し、必要に応じて外来でのリハビリを継続します。急性期治療を終えた段階で「食べられない」「歩けない」「トイレに行けない」などの障害が残る場合は、多くの場合、回復期リハビリテーション病棟を持つ病院へ転院し、リハビリを継続します。

　中山さんの場合、運動機能は比較的良好で、杖を使って歩くことができるようになり早期の自宅退院となりましたが、失語症に対するリハビリを継続することが必要であり、緑さんのリハビリセンターを訪れたものと思われます。

　脳損傷を生じた患者さんは、発症直

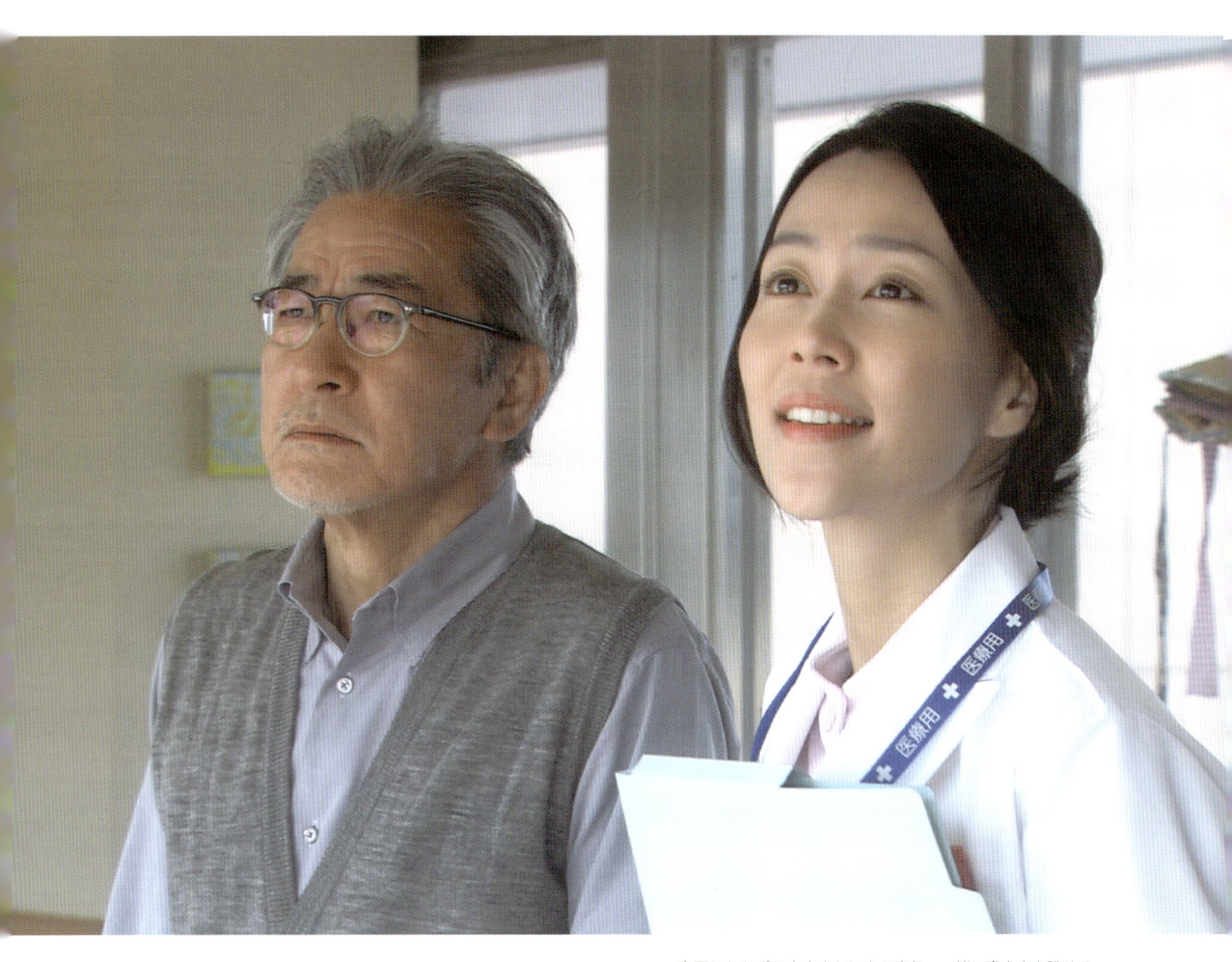

廊下にたたずむ中山さんに歩み寄り、一緒に富士山を眺める言語聴覚士の緑さん

　後は意識や記憶が混乱し、自分に何が起きたのか理解できないことがありますが、徐々に状況が理解できるようになります。失語症の患者さんは、自由に話せない状態であることに気づき、強いショックを受けることが多いのです。抑うつ状態を示すことも少なくありませんが、当然の反応であるともいうことができます。障害を受け止め、折り合いをつけて生きていけるようになることは簡単でなく、時間がかかります。納得できるリハビリを行うこと、自信を回復すること、新しい目標や生きがいを獲得することなどが必要であり、援助を必要とします。

　中山さんの様子は、多くの失語症患者さんの姿に重なって見えました。

第1話

STAY GOLD

声を荒らげるリハビリスタッフ
言語聴覚士の役割

Scene　ある日、中山さんがリハビリ室の受付を通らず、言語療法室のほうへ進もうとすると、受付にいたリハビリスタッフが呼び止めます。「お父さん、お名前は？」ことばの出ない中山さんが、無視してそのまま行こうとすると、「ちょっとお父さん、お名前を言ってください」と声を荒らげます。

そこへやってきた緑さんは、リハビリスタッフを給湯室へ呼び「失語症の患者さんは、ことばのわからない外国にいるみたいに不安なの。大きな声を出さないで」と厳しくたしなめています。

外で緑さんのことばを聞いていた中山さんは、戻ってきた緑さんに思わず「あ、ありが…」と声を出します。

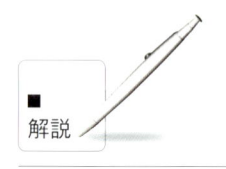

■解説

　緑さんが説明したように、「ことばを聞いて理解すること」「ことばを話すこと」に障害を受ける失語症患者さんは、まるで言葉を知らない外国に来たような状態となります。周囲で話されていることばの意味がわからない、言いたいことがあってもそれをことばで言うことができない、という状態に置かれるのです。

　自分をかばって、リハビリスタッフに説明をしてくれた緑さんにお礼を言いたいと思い、しかし最後まで言えず中山さんは照れるように言語療法室に向かいました。中山さんの実直な人柄が感じられる、印象的なシーンでした。

　失語症は発話の状態から流暢タイプと非流暢タイプに分けられますが、中山さんは非流暢タイプになります。聞

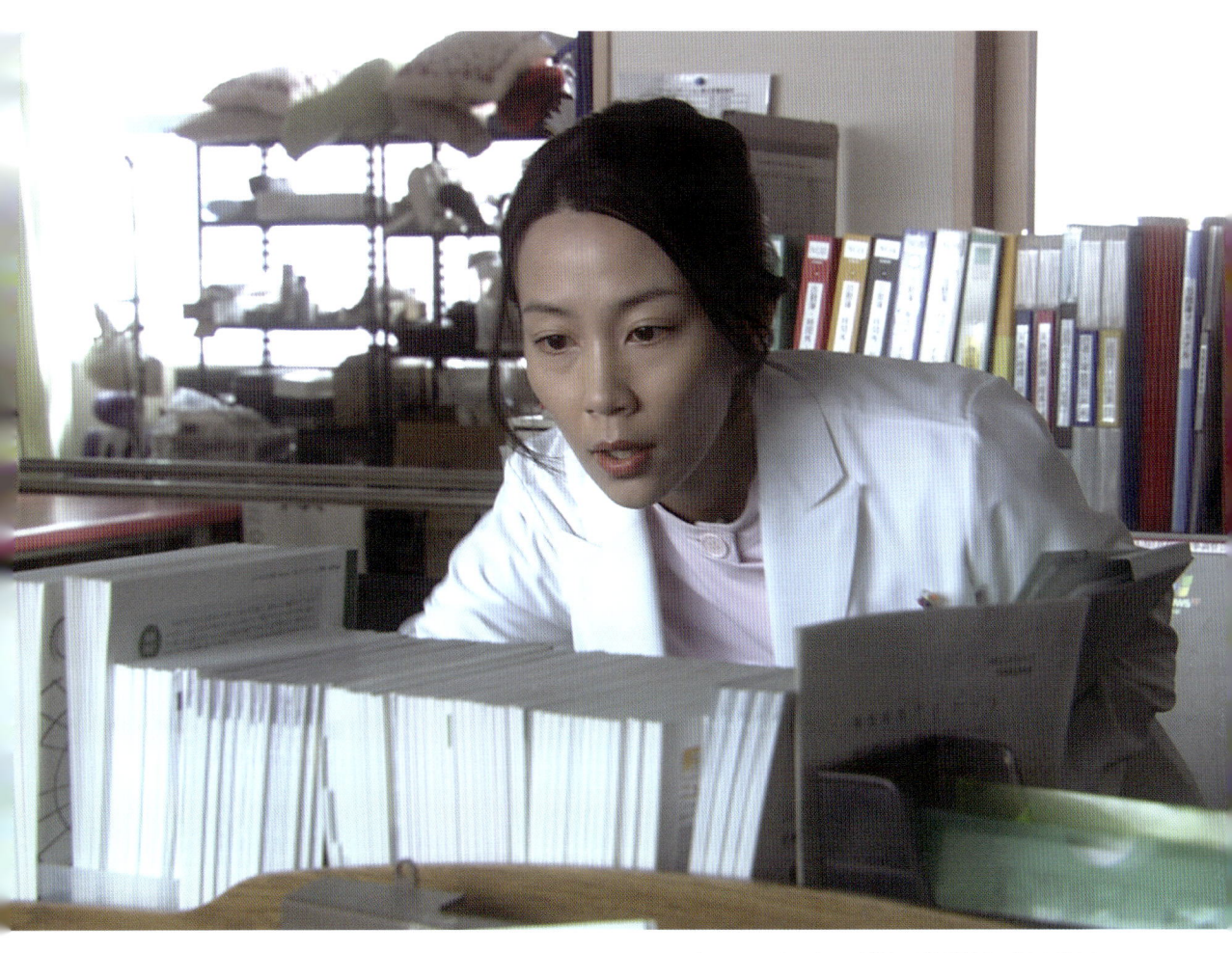

スタッフルームからカルテを持ち、言語療法室に向かう緑さん

いて理解することの障害は軽度ですが、話すことに障害を認めるブローカ失語に分類されます。発語失行という症状があり、発話の量が少なく、とつとつとした調子で話し、音が途切れたりする特徴を示します。緑さんに感謝を伝えたい様子でしたが、音が途切れてしまい、最後まで言うことができませんでした。

　失語症患者さんは、ことばを言おうと思うと言えず、むしろ自然な場面で思わずことばが出る、ということがあります。「うん」「そう」「ありがとう」などの挨拶や慣用語句といわれる語は、比較的言いやすく、早い時期に言えるようになることがあるので、会話に生かしていくことが大切です。

第1話

STAY GOLD

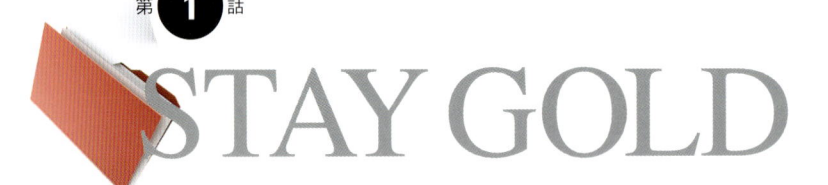

中山さんのリハビリ開始
皮をむいて食べる果物

Scene 　中山さんの失語症のリハビリが本格的に始まりました。「皮をむいて食べるものを指さしてください」という緑さんの質問に、中山さんは「ラーメン」を指さしてしまいました。再び「中山さん、よく聞いてください。皮をむいて食べる食べ物です」と繰り返します。すると中山さんは「みかん」を指さします。緑さんは「そうです。これは"みかん"ですね」と言いながら、「みかん」と書かれた文字カードを示します。中山さんが「みかん」ということばを発しました。

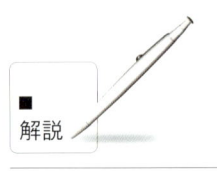

解説

　この時の中山さんは、簡単な文の理解は可能となっていますが、自分から話すことは難しい状態です。ただし、言語聴覚士のことばをまねして言う「復唱」が可能になってきています。「皮をむいて食べるもの」という緑さんの質問に、「食べるもの」という部分だけを聞き取り、「ラーメン」を指さしてしまったと解釈することができます。評価の結果から、中山さんがこのくらいの文を理解する力が保たれていることをわかっている緑さんは、再度質問を繰り返します。中山さんは間違いに気づき、今度は正しく「みかん」を指さすことができました。ここで緑さんは「そうです。これは"みかん"ですね」と言いながら、「みかん」と書かれた文字カードを示します。中

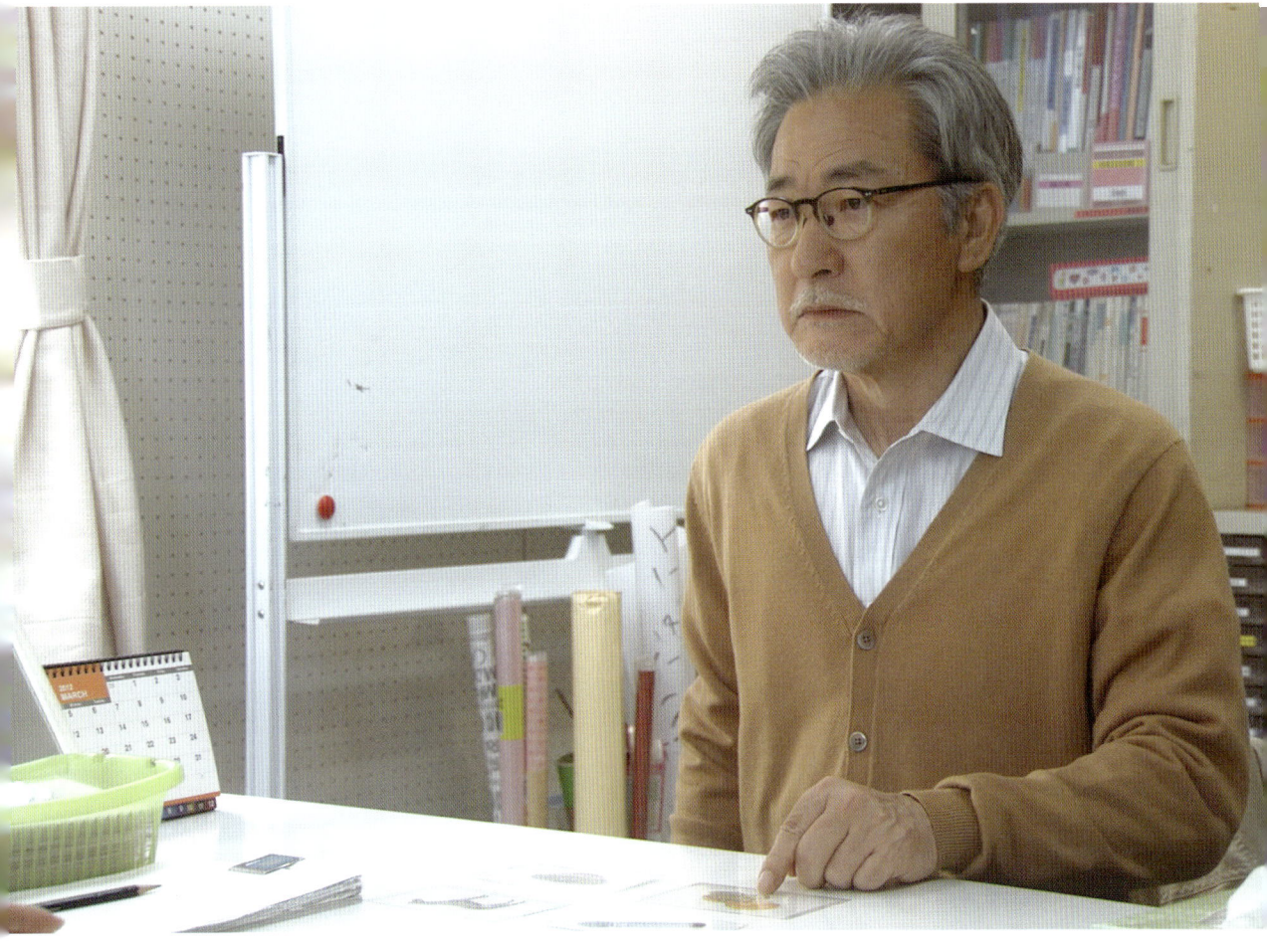

「皮をむいて食べるものを指さしてください」

山さんは、緑さんの発話と文字を手がかりに、意味から音への過程が賦活され、「みかん」ということばを発します。少しずつ言語機能が回復してきている様子がうかがえます。

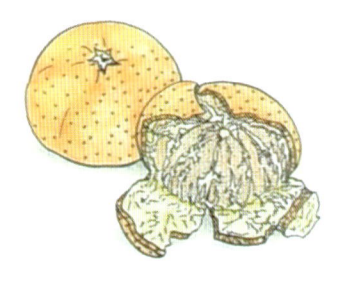

「これは、"みかん"ですね」

第1話 STAY GOLD
中山さんのリハビリ開始　皮をむいて食べる果物

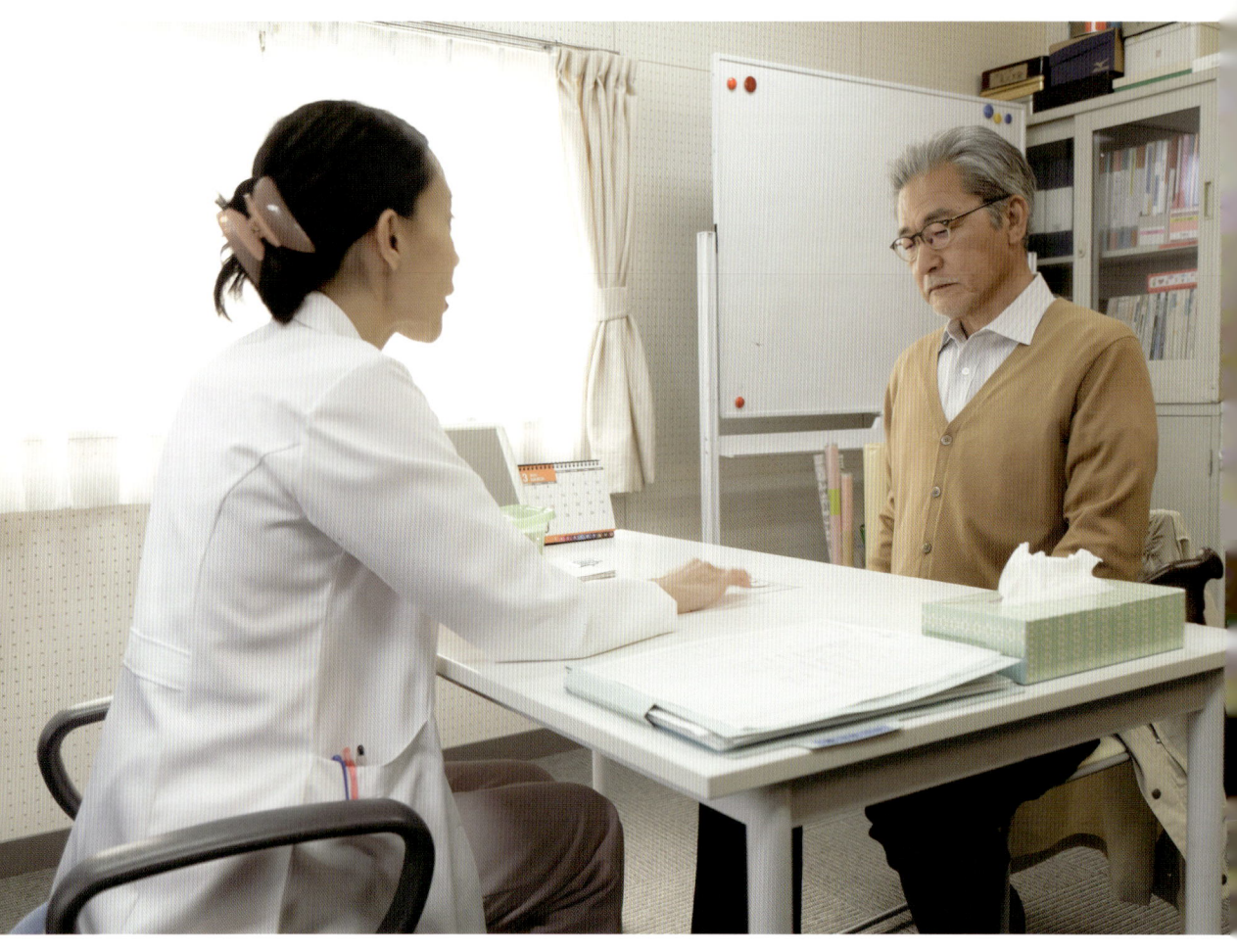

順調にリハビリが進み出した中山さんの練習の様子

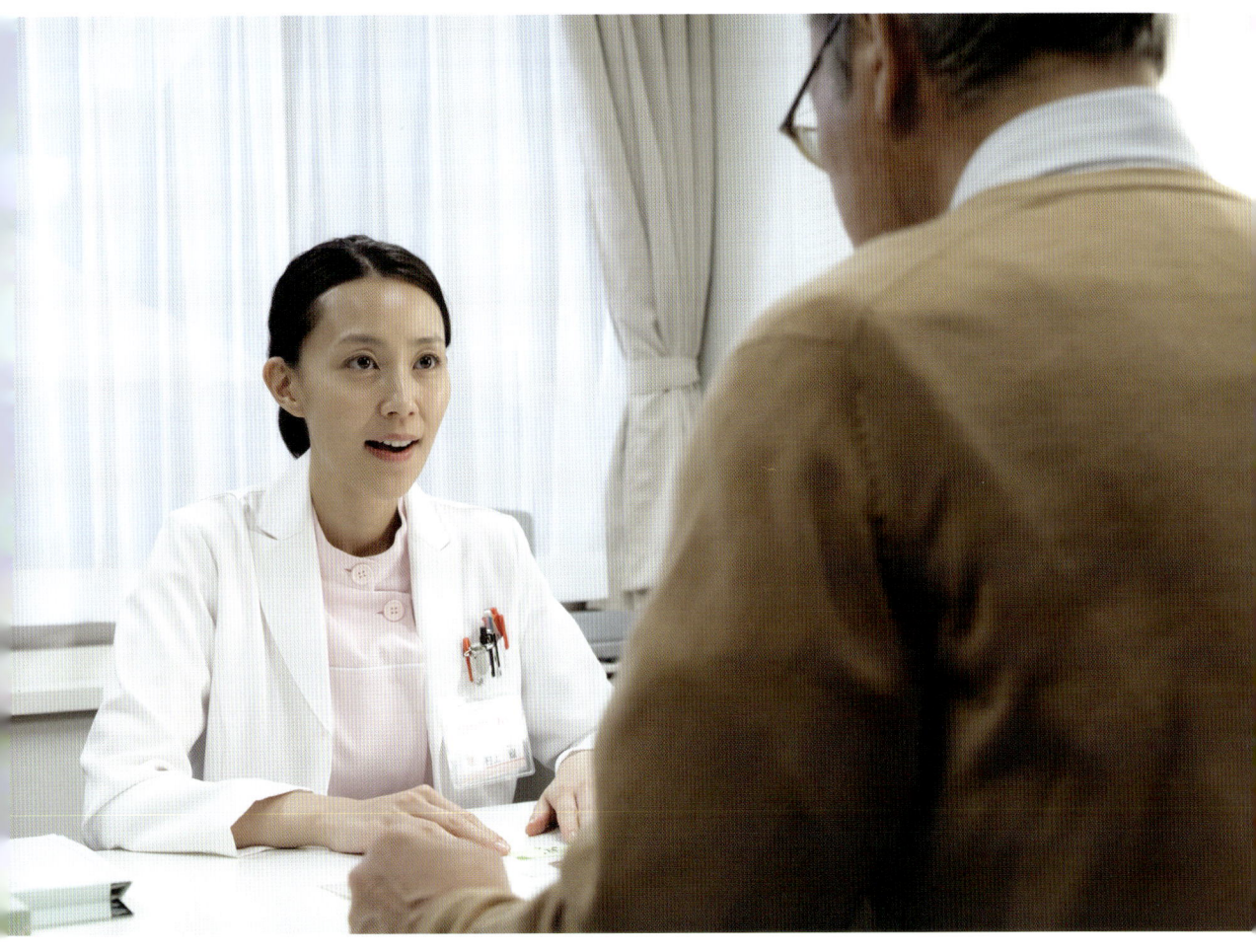

練習を通じ徐々に中山さんとの
信頼関係を築いていく緑さん

第2話 Frozen Memory

物の名前を言う練習

Scene　中山さんは、物の名前を言う「呼称訓練」を行っています。「マイク」の絵を示され、「これは何ですか」と問われますが、中山さんはなかなかことばが出てきません。緑さんはマイクを持つ格好をし、「こうやって歌うときに持つ…」とヒントを出します。

　この一連の流れに対して、中山さんは思わず「カラオケ」と答えました。緑さんは「そう」と言い、それから「カラオケに使うマイクですね」と伝えました。

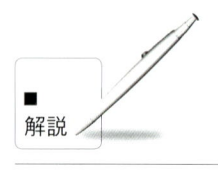

■ 解説

　中山さんは、絵を見てスムーズにその名前を言うことができません。緑さんは、マイクを持つ身振りをしたり、「こうやって歌うときに持つ…」と口頭で意味を説明したり、ヒントを出しています。こうした手がかりにより、頭の中で、ことばを想起することを促しています。

　失語症では、鉛筆に対し「消しゴム」と答えてしまう語性錯語、「えんぽつ」と答えてしまう音韻性錯語などの言い誤りを生じます。中山さんはマイクの絵に対して「カラオケ」と答えたので、これは「語性錯語」ということになります。カラオケはマイクに関係する語なので、語性錯語の中でも、意味的に関連のある語への意味性錯語ということができます。この場面では、

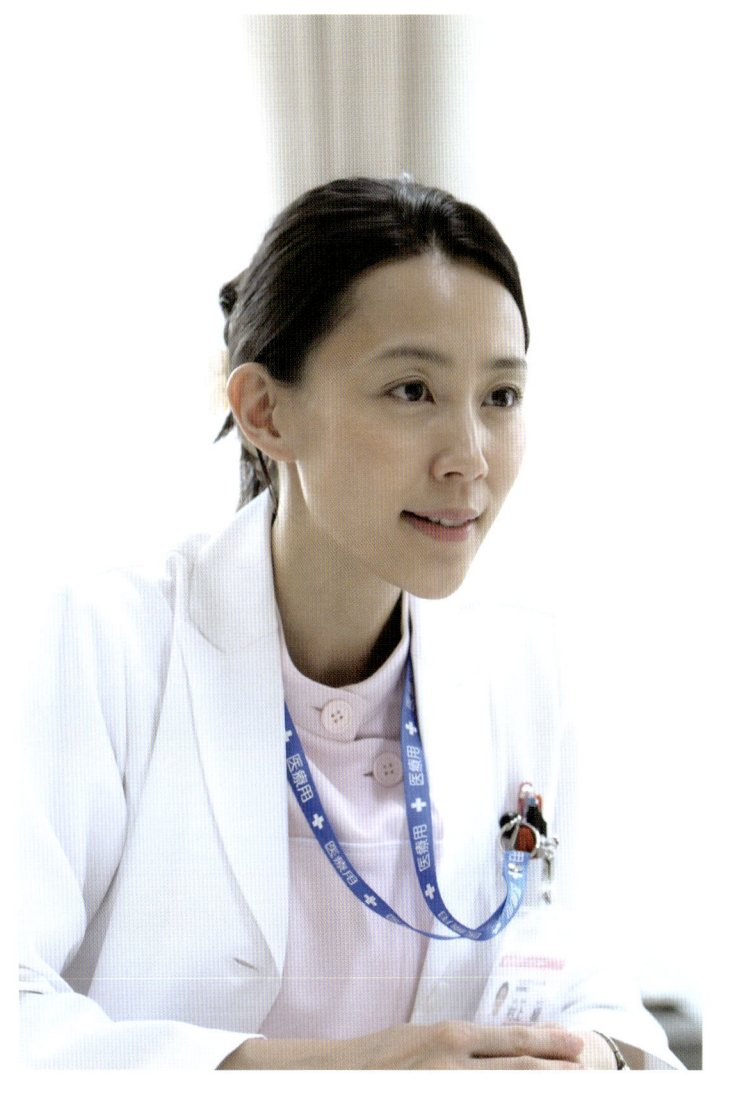

「中山さん、これは何ですか?」

誤りではありますが、意味的に関連のある語を想起することができたことを評価し、緑さんは「そう」と肯定し正のフィードバックをしています。そのうえで「カラオケに使うマイクですね」と正答も伝えています。ここは、なかなかことばの出ない中山さんが、正答ではなくても関連のある語が言えたことに対して、肯定的な対応をしておくべき場面です。

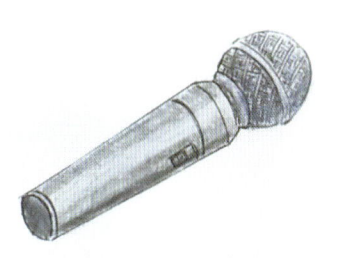

「カラオケ」「そう、カラオケに使うマイクですね」

第 2 話 Frozen Memory

休職を伝える緑さん
「癌の手術」と文字で示す

Scene この日は、緑さんが肝臓がんの手術をする前の中山さんの最後の練習でした。緑さんは中山さんに、この後しばらく休職することを伝えます。驚きの表情を隠せない中山さんに対し、正直に「がんの手術をする」ことを伝えます。それから、「癌の手術」と紙に書こうとします。始めの1文字で状況を十分に察した中山さんは、字を書く途中の緑さんの手を思わず握り、それ以上書くのを止めました。

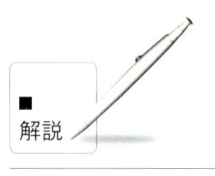

■ 解説

　日常会話の理解が十分に可能になっている中山さんに対し、緑さんは自分がしばらく休職となること、担当者が変わることを、淡々と伝えています。緑さんはことばで説明するとともに、「癌の手術」と紙に文字を書いて示そうとします。失語症患者さんの場合、日常会話の理解は可能であっても、詳細な話の内容について理解しにくいことがあり、そのような場合、同時に文字を示すことによって理解が確実になることがあります。その際、日常よく目にする文字形態を示すことがよく、多くの場合、仮名よりも漢字のほうが意味に結び付きやすく、理解しやすいことが多いのです。中山さんは緑さんの状況を理解し、気持ちを察して思わず字を書く手を押さえます。中山さん

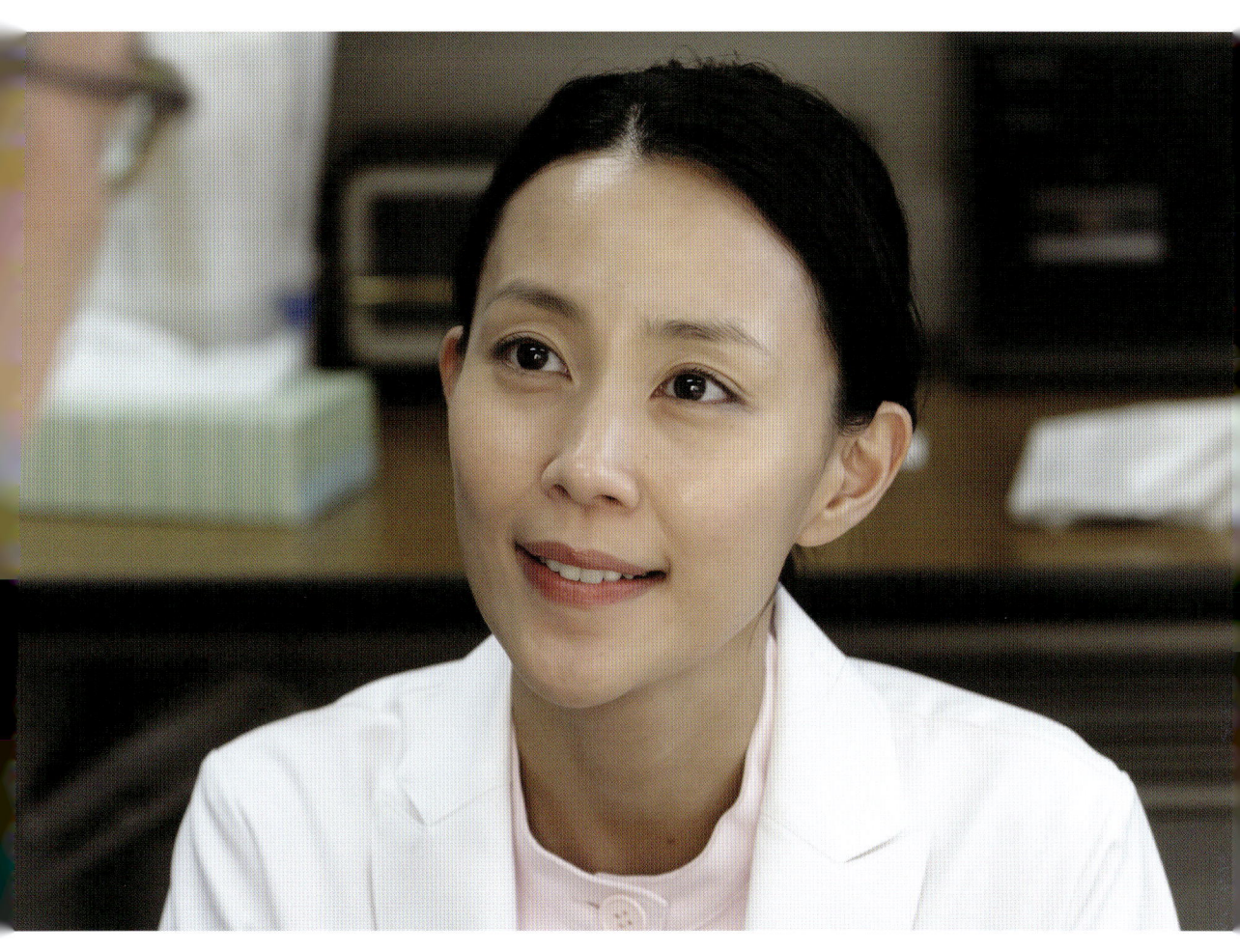

「私、がんの手術をするんです」と伝える緑さん

の気持ちが強く伝わってくる場面でした。失語症患者さんは、このようにことばは話せなくても、行動で思いを伝えることができます。「必ず元気になって帰ってきます」と言った緑さんに、大きくうなずいた中山さん。ことばがなくても思いを伝え合い、心と心のコミュニケーションが成立した場面でした。

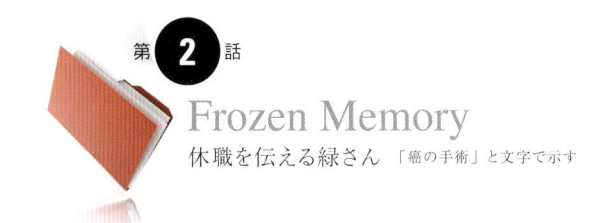

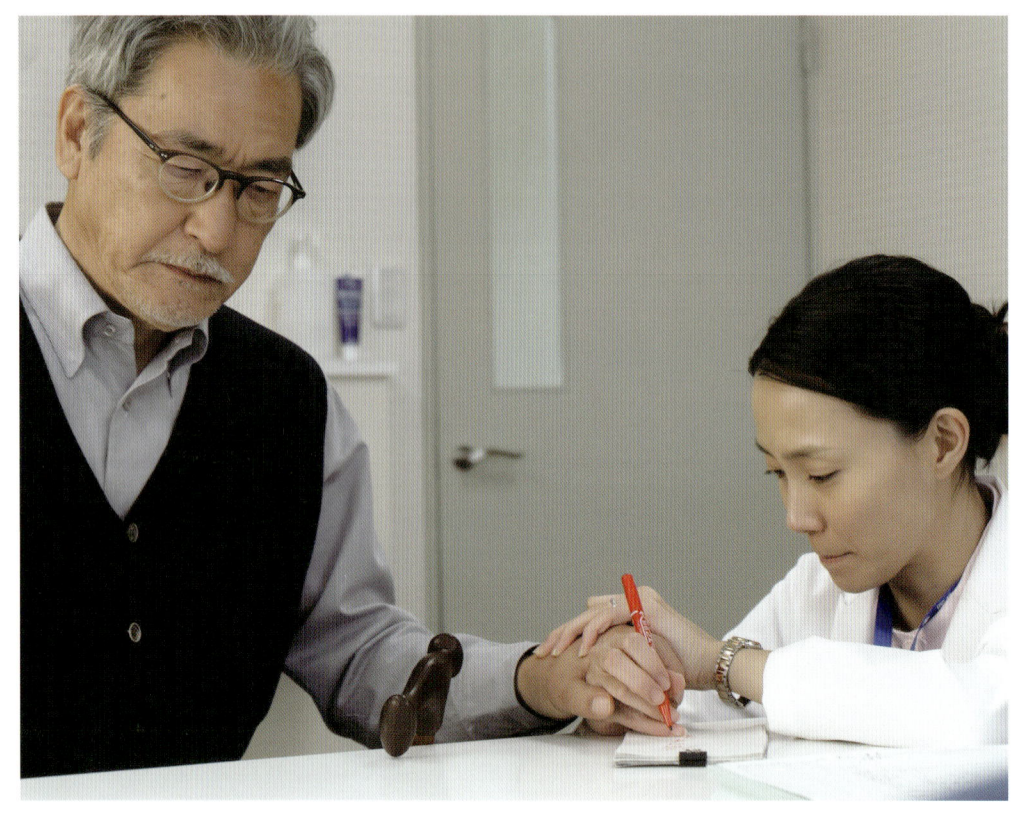

第 2 話
Frozen Memory
休職を伝える緑さん 「癌の手術」と文字で示す

「癌の手術」と書こうとする緑さんの手を止める中山さん、
中山さんの思いを受け止め、自らの手を重ねる緑さん

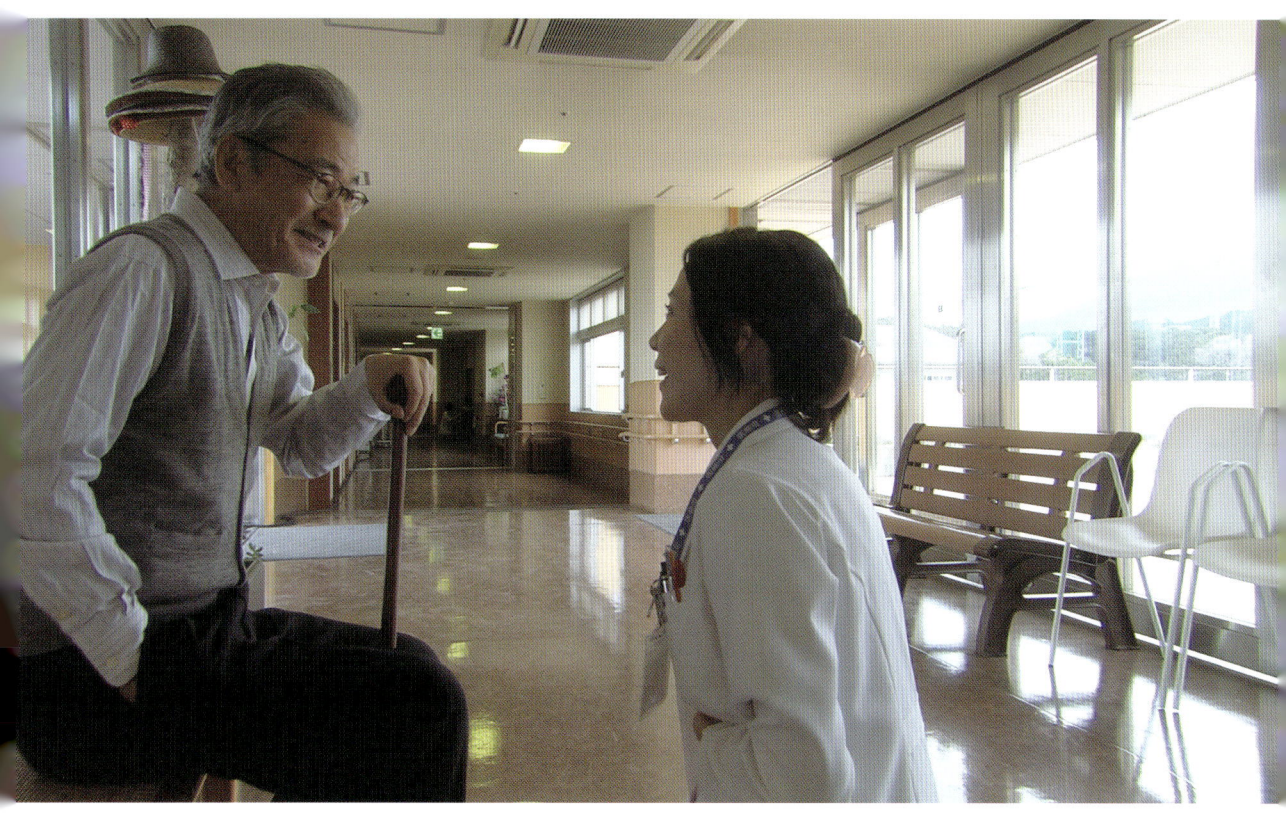

無事手術を終え、職場復帰した緑さんを、
うれしそうに迎える中山さん

第4話 Innocent Night

中山さんとの会話練習
「カラオケに行った」話

Scene　「中山さん、昨日は何をしましたか？」「昨日は…」中山さんは杖を持ち、マイクのように使いながら歌を歌うジェスチャーをします。緑さんは「カラオケですか？」と尋ねます。中山さんは「カ…ラ…オ…ケ…」と復唱します。「奥さんと？」という緑さんの質問には首を横に振ります。「会社の方？」またも中山さんは、首を横に振ります。それから、そっとあたりを見回したあと、小指を立ててニヤニヤしています。「えー、彼女ですか!?」緑さんが大きな声を出すと、中山さんは人差し指を立て、「シーッ」というジェスチャーをしました。さらに、「奥さんには…」という緑さんのことばに続けて、「ひ…み…つ」ということばを発します。緑さんは思わず、「中山さん、秘密なんて難しいことば、よく言えましたね」と声を上げて喜びました。

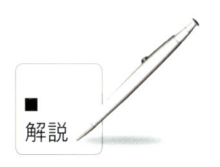

■ 解説

　この日の練習は、言語聴覚士と失語症患者さんとの会話の様子が描かれました。中山さんの話す機能はだいぶ改善してきましたが、まだ思うように話すことはできません。会話には、聞き手側の推測や誘導を必要とします。一方で、ジェスチャーがだいぶ上手になっており、ジェスチャーをうまく使って、やりとりが成立することも増えているようです。カラオケに行ったことを、マイクを持つジェスチャーをして表現することができました。「奥さん？」「会社の方？」という質問には、首を横に振って「いいえ」という意図を示すことができました。そして、小指を立てて「彼女と行った」ことを示しました。中山さんの「シーッ」というジェスチャーのあと、緑さんがタイ

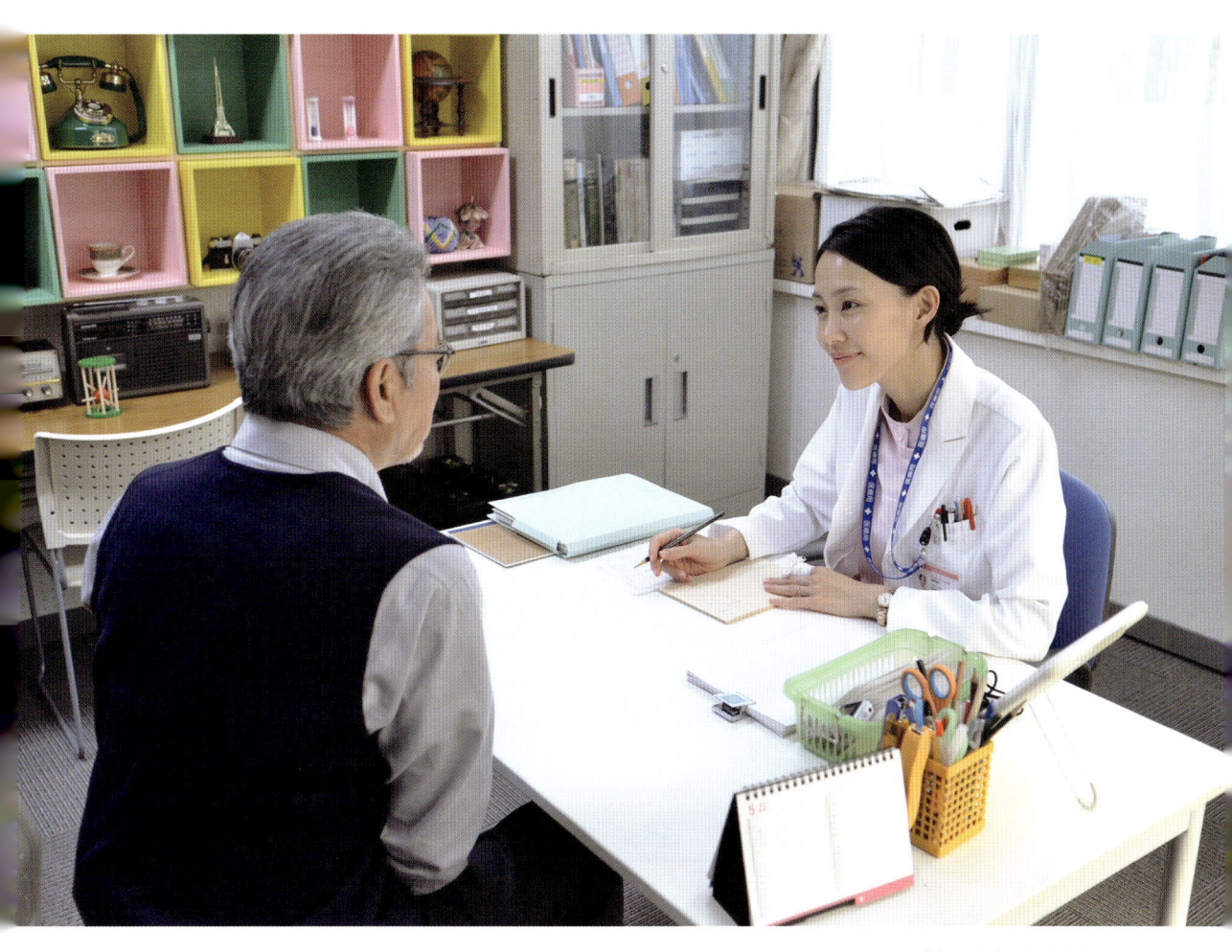

「昨日は何をしましたか？」

　ミングよく「奥さんには…」と声をかけると、中山さんの口から「ひみつ」ということばが発せられました。失語症患者さんは、このように文脈の流れの中でことばが引き出されやすい傾向があります。ベテラン言語聴覚士、緑さんの本領発揮の場面でした。

第5話

True Heart

中山さんの職場復帰
シャツ20枚の注文を間違えた話

Scene 　中山さんが、自分で経営する印刷会社の社長に復帰しました。緑さんは大変うれしそうです。「社長が職場に復帰なさって、従業員のみなさんも喜んでいらっしゃるでしょうね」と話しかけます。ところが、中山さんは妙に沈んでいます。「先生。ことば…一生…だめかね…」と深刻なセリフが聞かれます。「そんなことありません。ご病気になった時に比べたら、とてもよくなられました」という緑さんのことばにも、うつむいたままです。「私、間違えた…」とボソボソと語り始めます。中山さんは「シャツ20枚」の注文を「120枚」と言い間違え、シャツが大量に余ってしまったとのことです。「それは大変でしたね」という緑さんの前に、中山さんは突然袋からバサバサとTシャツを出しました。「あげます」と言う中山さんに、緑さんはTシャツに書かれた「富士西高」の文字を見て、「わあ、うれしい。私富士西高なんです」と明るい様子で答えています。

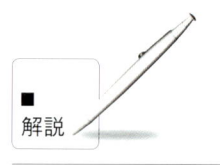

■ 解説

　失語症患者さんのことばの障害による失敗の話で、暗くなりがちな場面でしたが、緑さんの明るさにより、ユーモラスにも感じられる場面になりました。緑さんは、深刻な話を深刻に受け止めないようにしたかったのかもしれません。中山さんと築いてきた信頼関係の上で、多少の失敗にくよくよせず笑い飛ばしてしまいましょう、という気持ちのようにも感じられました。中山さんが、無事に職場に戻り従業員に受け入れられたことは本当に喜ばしいことです。失語症患者さんが職場復帰を果たすことは、言語聴覚士にとっても非常にうれしいことなのです。

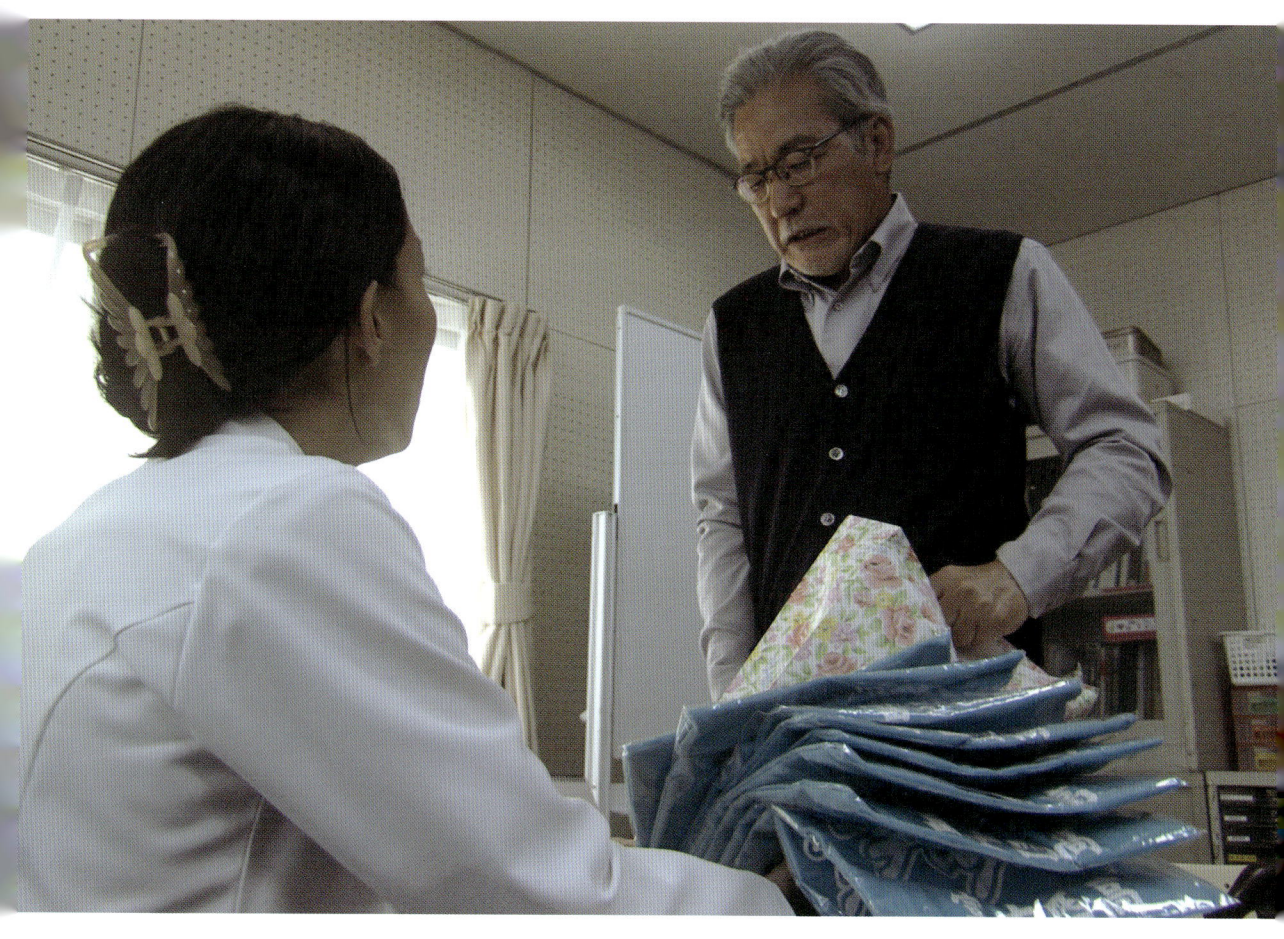

言い間違えによる注文で、シャツが余ってしまった中山さん、
袋から取り出して緑さんに見せた

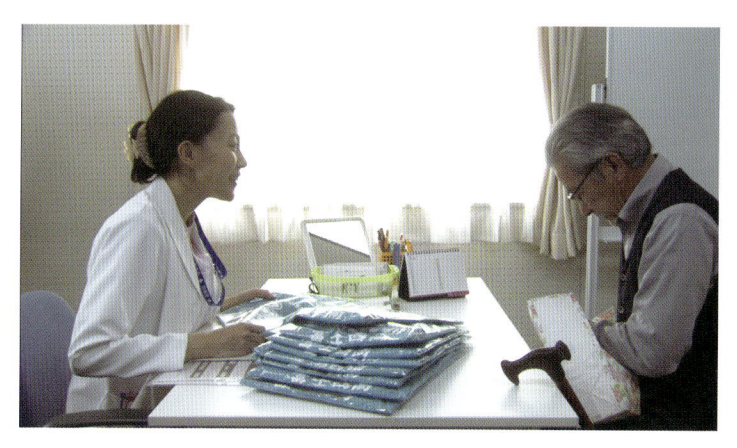

「わあ、うれしい。私富士西高なんです」と明るく話す緑さん

第 5 話

True Heart
三島先生の脳出血発症

Scene　三島先生は日本を離れて10カ月後、以前勤めていたパリ医科大学病院を辞め、手術専門の忙しい病院で勤務しています。電話の途中で、突然脱力し崩れるように倒れ、やがて意識を失います。

　1カ月後、病室で目覚めると、三島先生の頭の上からフランスの医師たちが話しかけています。「ドクターミシマ、ここがどこかわかりますか？」「あなたは脳出血を起こしました。手術は成功しました」三島先生に反応はありません。「幸い手足の麻痺はないようです」と一人の医師。しかし、声を出すことができない様子です。「詳しい検査を」と身体を起こそうとする医師たちの、その手を払おうとする三島先生。東京から駆けつけた元妻の幸絵さんが三島先生に駆け寄り、「私よ、わかる？」「私と一緒に帰りましょう…」と話しかけます。幸絵さんは、三島先生の変わり果てた様子を見て大きく動揺しています。

　さらに1カ月後、緑さんはいつものようにリハビリセンターに勤務しています。リハビリスタッフから、今日から担当する患者さんが「家族が連れてきた患者さんで、検査も治療も拒否している」という情報を受け取ります。

　いつもどおり、明るく声をかけて入室し、目の前に座る患者さんの顔を見た緑さんは、思わず立ち上がり、しばらくは声も出ません。慌ててファイルを開き外来患者受付申込書を見ると、「三島匡、脳出血、失語症…」の文字が目に飛び込んできます。動揺を抑えて、三島先生の前に座る緑さん。「私のことわかりますか」三島先生はなんの反応も示しません。緑さんが思わず「三島くん」と呼びかけます。わずかに顔を上げる三島先生の目は、状況を認識しているのかどうかもわからない状態です。

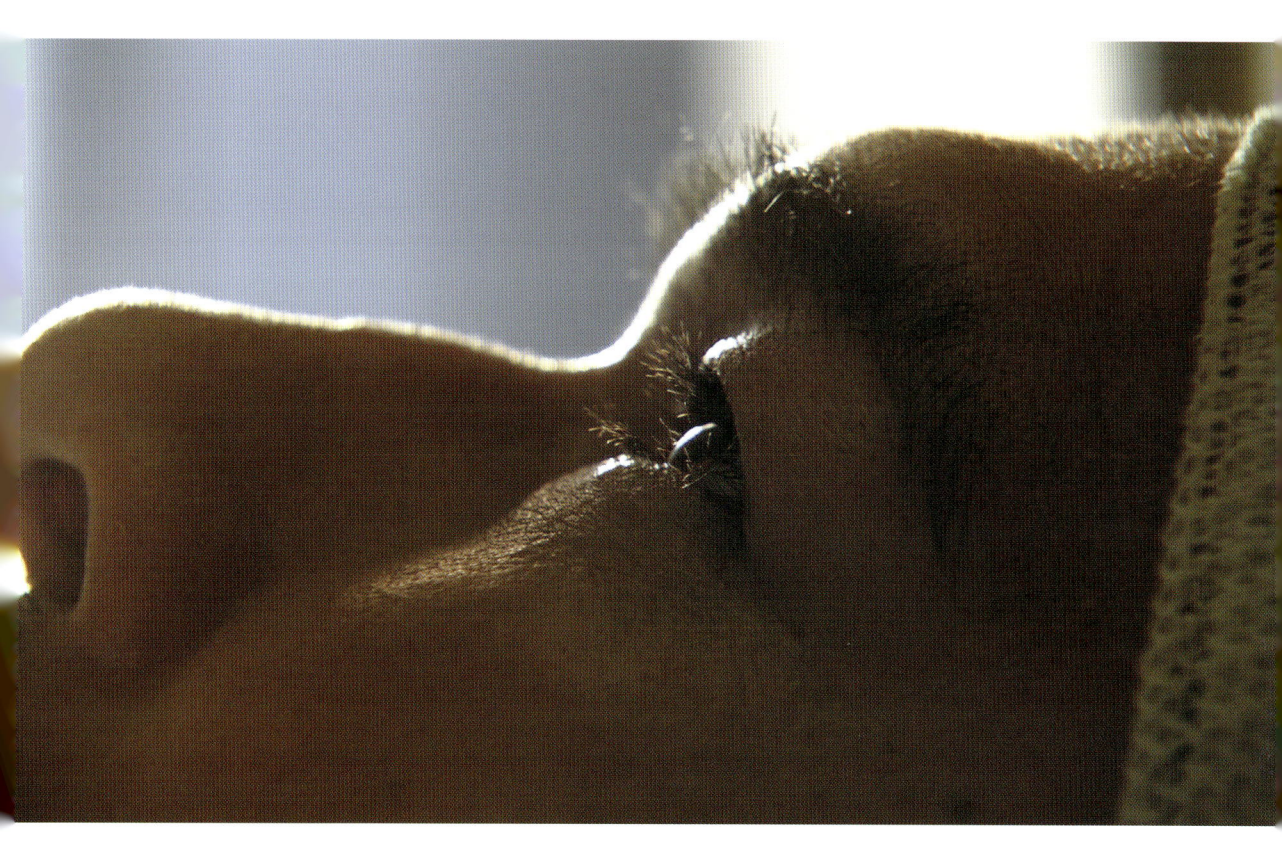

脳出血の手術後、意識が戻る三島先生

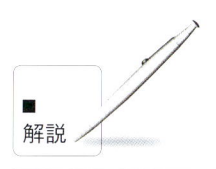

■ 解説

　三島先生は、脳出血による突然の意識障害を発し、緊急の手術が行われました。病室で医師たちが三島先生を診察しています。目は開けたものの、反応が見られず、意識がはっきりしていないようです。手足の麻痺はありませんでした。声を出すように求められますが、何も言うことができません。大脳半球言語野に関連する損傷があれば、失語症が疑われます。医師たちの手を払おうとする三島先生。状況がよくわからず、混乱しているようです。たまたま入室した幸絵さんは、大きなショックを受けています。

　ここには発症直後の脳損傷の患者さんに接する多くの家族が経験する、苦

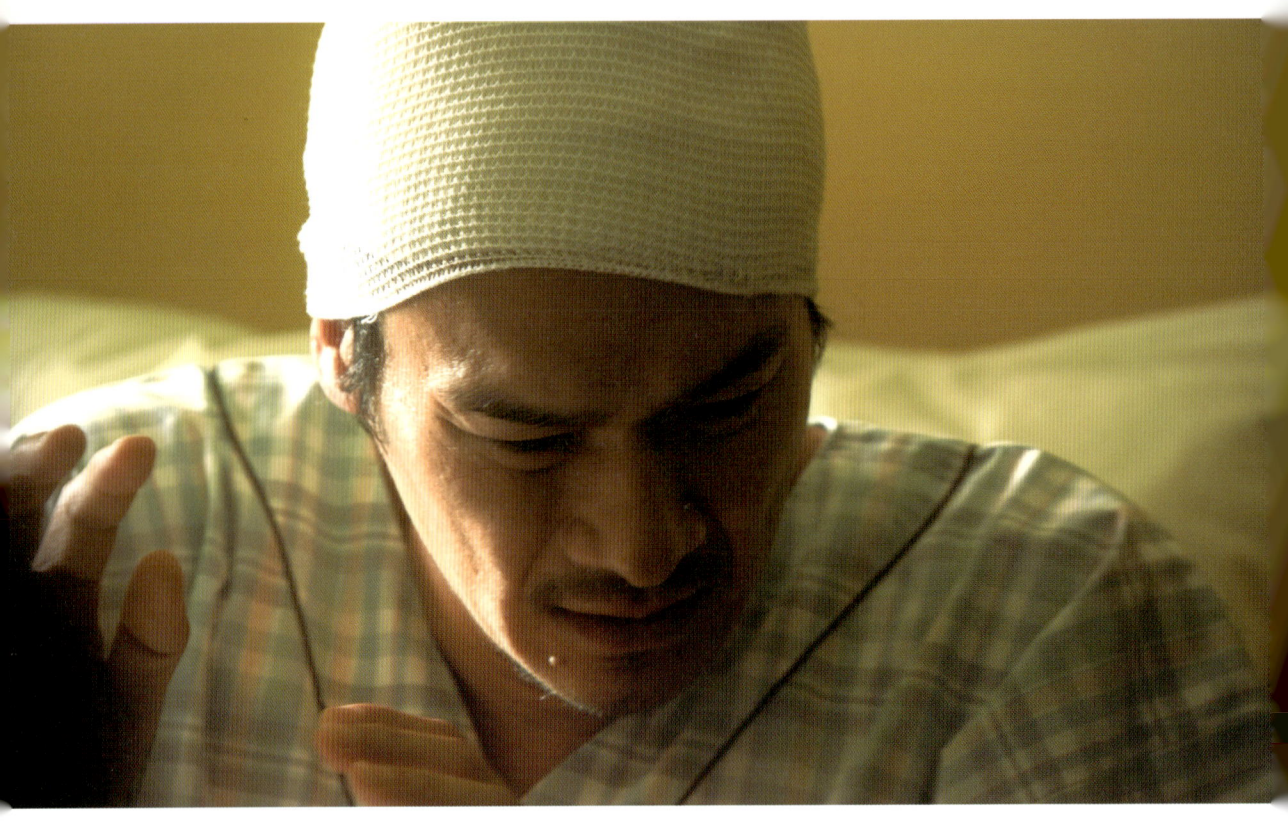

第5話 True Heart
三島先生の脳出血発症

混乱し、医師たちの手を振り払う三島先生

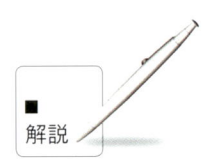

■ 解説

しみが描かれています。
　三島先生は緑さんの勤務するリハビリセンターを受診。外来患者受付申込書から、この時点で三島先生は「失語症」と診断されています。しかし、拒否的傾向が続いていて、検査にも応じないという情報です。目はうつろ、緑さんの顔を見ても明らかな反応はありません。脳出血発症からおよそ2カ月。脳損傷の症状によりぼんやりとした反応となっているのか、心理的ショックから指示に従えないのか、この場面からは明らかではありません。

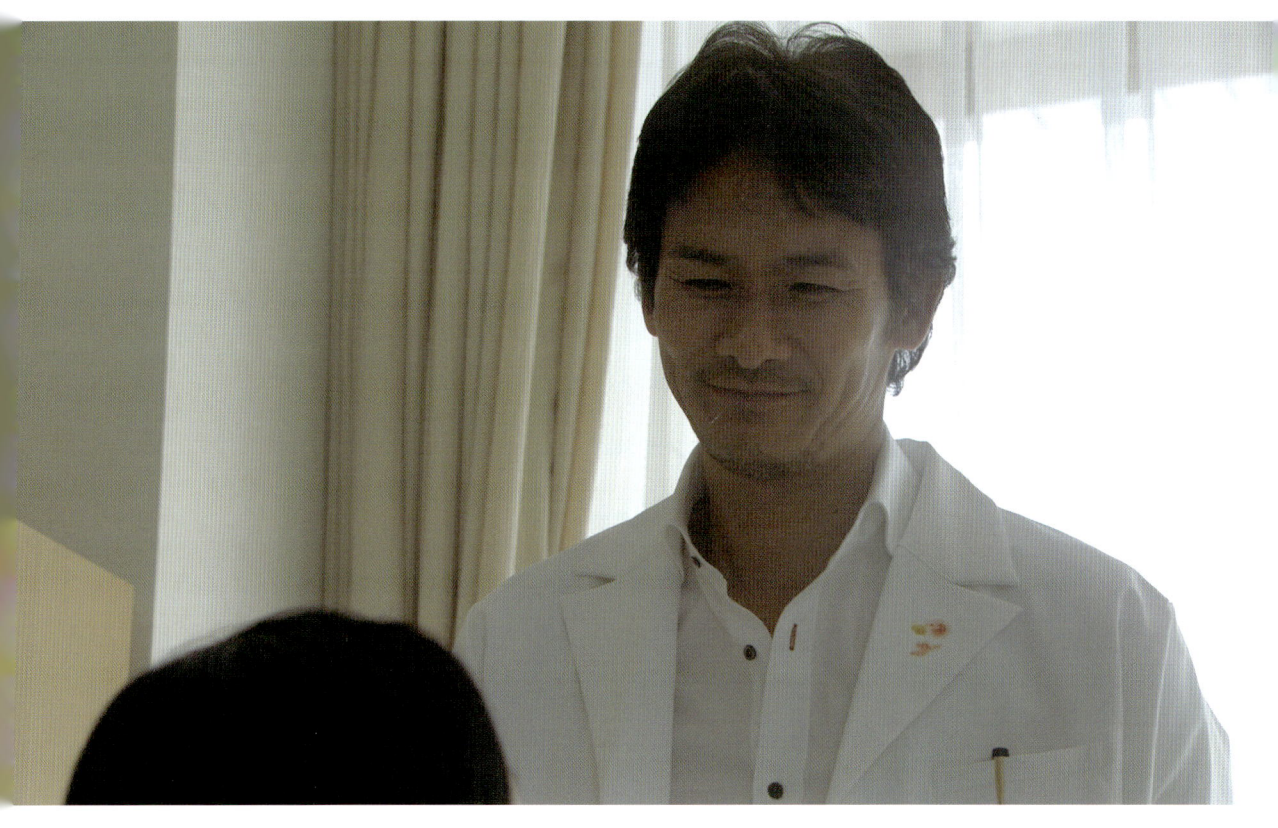

発症前、外科医として活躍している頃の三島先生

第6話 Endless Kiss

三島先生の失語症の様子

Scene　緑さんと三島先生が向き合っている言語療法室に、幸絵さんが入ってきました。「ねえ、この人ずっとこのままなの？」と聞く幸恵さんに、緑さんは「とにかく検査をさせてください」と話します。

失語症検査が行われています。発話の検査を行っていますが、三島先生は絵を見ても何も言うことができません。しかし「ピアノ」の絵が出てくると、食い入るように見つめています。

三島先生とのことばのリハビリが始まりました。声はまだ出ないようですが、書く練習が始まりました。「お名前を書いてみましょう」と言われ、「三島」の「三」という字を書くことができました。

そこへ同級生の広瀬さんがやってきます。広瀬さんは変わり果てた三島先生を見て、「これがあの三島か？」と本人を前にして言います。緑さんは広瀬さんを部屋の外に連れ出し、三島先生の記憶や理解は保たれていることを伝えます。「じゃあ、今まで俺が話したことも覚えているのか」、そう言う広瀬さんに、緑さんは「もう一度やり直し」と言います。真面目な広瀬さんは入室からやり直し、三島先生に語りかけました。

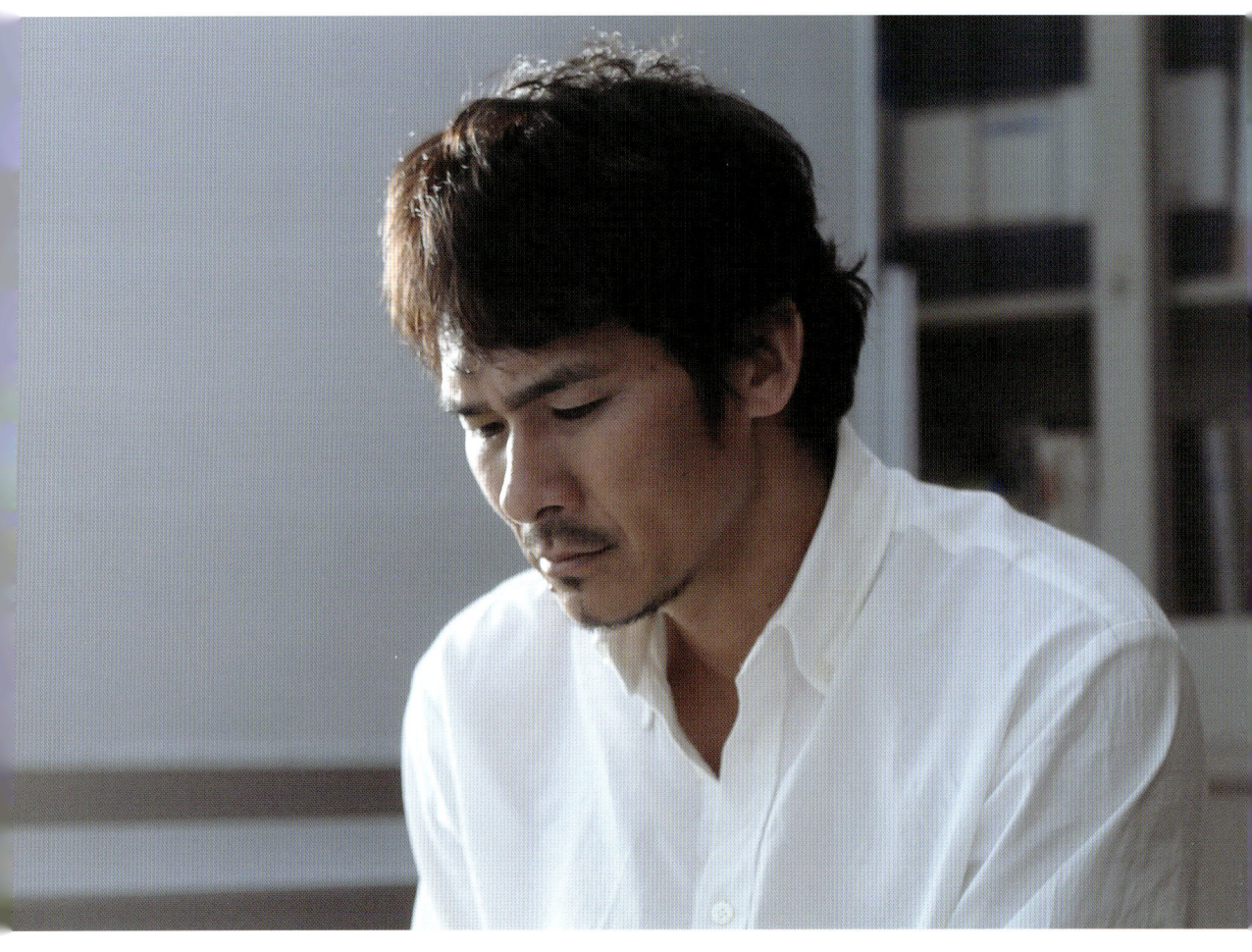

緑さんのリハビリセンターにやってきた三島先生
検査にも拒否的な様子

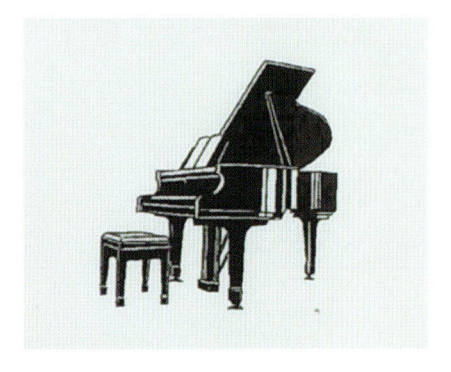

■ 解説

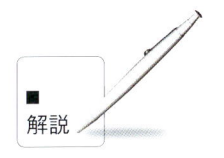

　失語症の評価では言語機能を「聞く＝理解面」「話す＝発話面」に分けて評価することが一般的です。緑さんは、失語症検査の結果を「理解面は良好に保たれている可能性はあります。ただし、発話面に重度の障害が認められます」とまとめました。検査にはなかなか応じてくれないものの、観察した様

検査に使われたピアノの絵カード

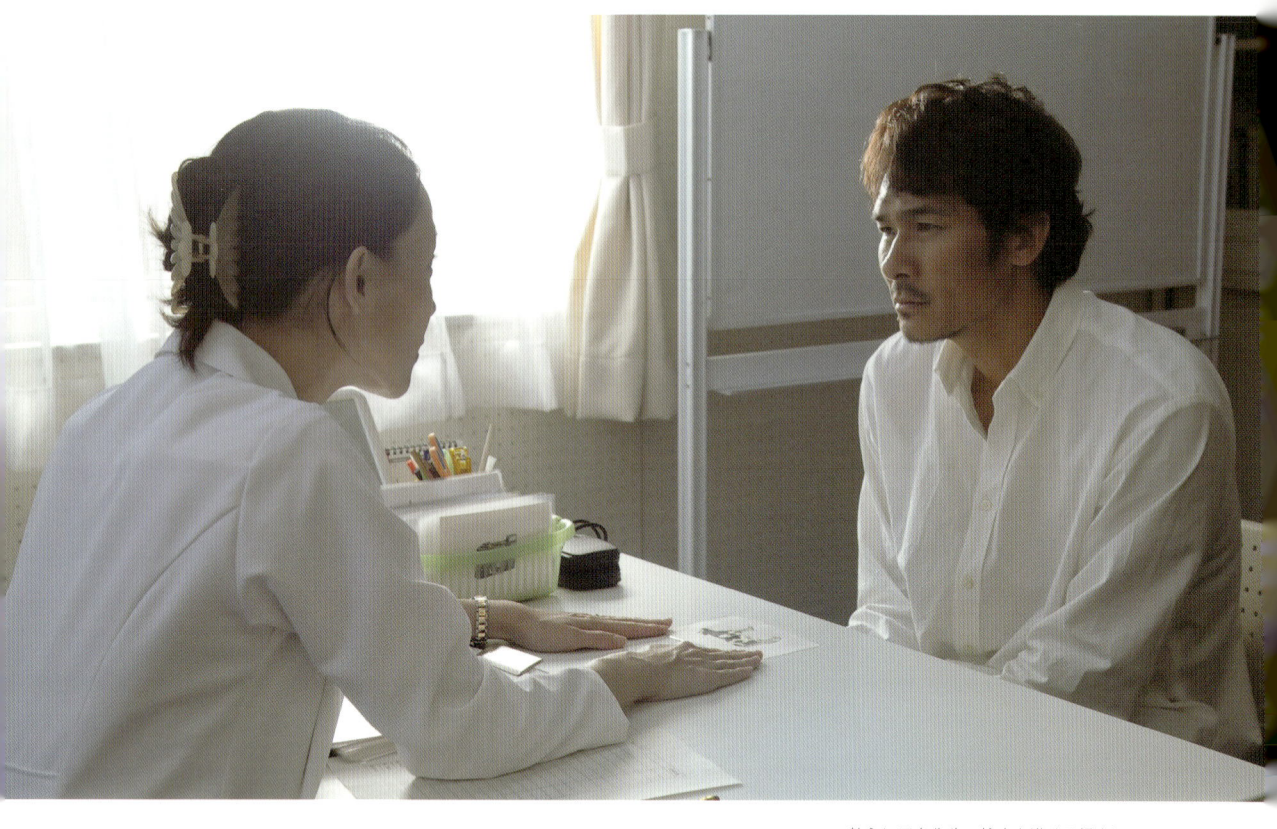

第6話
Endless Kiss
三島先生の失語症の様子

熱心に三島先生の検査を進める緑さん

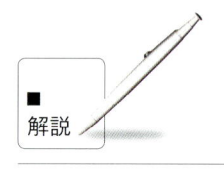

■ 解説

子から理解力は比較的良好である可能性を感じ取ったようです。ただし、発話の障害は重く、声を出して話すことができないと判断しています。

声を出すことには、しばらく時間がかかると考えた緑さんは、字を書く練習を始めます。名前の一部を書くことができ、字を書く練習を進められそうな手応えを得ました。

広瀬さんの来室。三島先生にはっきりした反応は見られませんが、緑さんから指示を受けた広瀬さんは、きちんと三島先生のほうを向いて心から語りかけます。このようにきちんと一人の人として対応することは、失語症の人に対する場合、とても大切なことです。

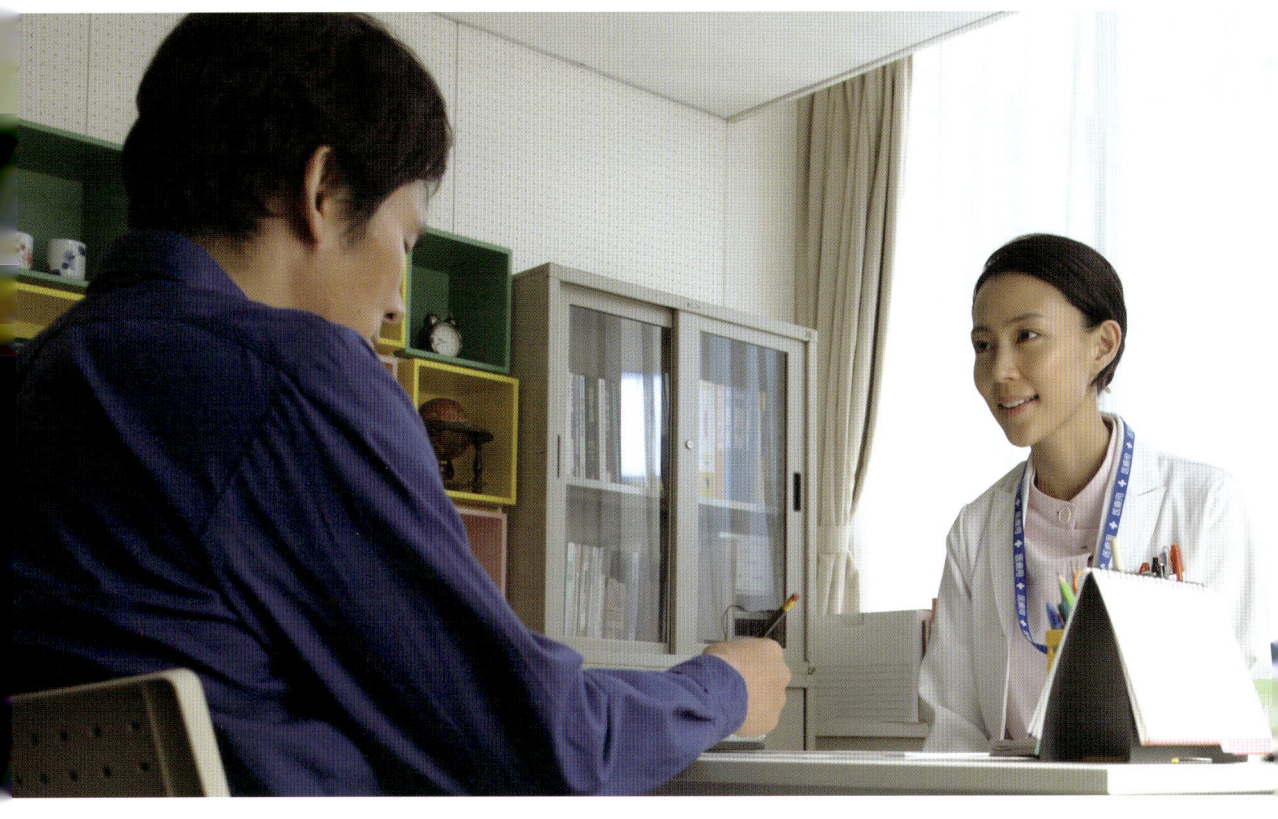

「今日は、字を書いてみましょう」
三島先生は少しずつ緑さんの指示に沿って練習を開始します

発症から2カ月程度のこの時期、脳の状態はまだ不安定です。周囲の人による声かけは、いい刺激になる場合もありますし、精神的負荷やショックを与えてしまう場合もあります。広瀬さんの真摯な語りかけは、記憶や感情に良い刺激を与えたと考えられます。

第6話

Endless Kiss

中山さんと三島先生、カラオケに行く

Scene　中山さんが三島先生に話しかけています。若い失語症の患者さんがポツンと一人で座っている姿を見て、中山さんは1年前の自分を思い出したようです。「ことば…、だめ…？」「俺も…、全然…だめだったね」。緑さんを指さし、「先生、あれ…？」と聞きます。「いい…先生…。美人だし…」「でも…怒ると…怖いよ…」三島先生の表情が和みます。マイクを持つジェスチャーで「好き？」「行く？」とカラオケに誘っています。

　中山さんは、例の富士西高のTシャツを着込み三島先生にも着せて、緑さんには内緒で病院のカラオケ室に潜入しました。気持ちよさそうに「大都会」を歌っています。そこへ三島先生を探していた緑さんが乗り込みます。「何をやってるんですか!!」驚いた中山さんは、負けてはいません。「でも先生…カラオケ…リハビリに…いいでしょう…!!」「それはそうなんですけど…」緑さんはあっさり折れ、「せっかくだから歌いましょう」ということになりました。さらには、「先生は医者だからわかりますよね。音楽は右の脳を使いますから、大丈夫、きっと歌えますよ!!」と三島先生を励まします。

　中山さんは「おいしゃ…？」と驚いたあと、「アー、アー」と大都会のフレーズを熱唱。緑さんの「3、4」のかけ声に合わせて、思わず三島先生の口から「アー」と声が出ました。「もう1回!!」2回目も声が出ました。緑さんは大喜び。中山さんも「どうだ」と言わんばかりの得意顔でした。

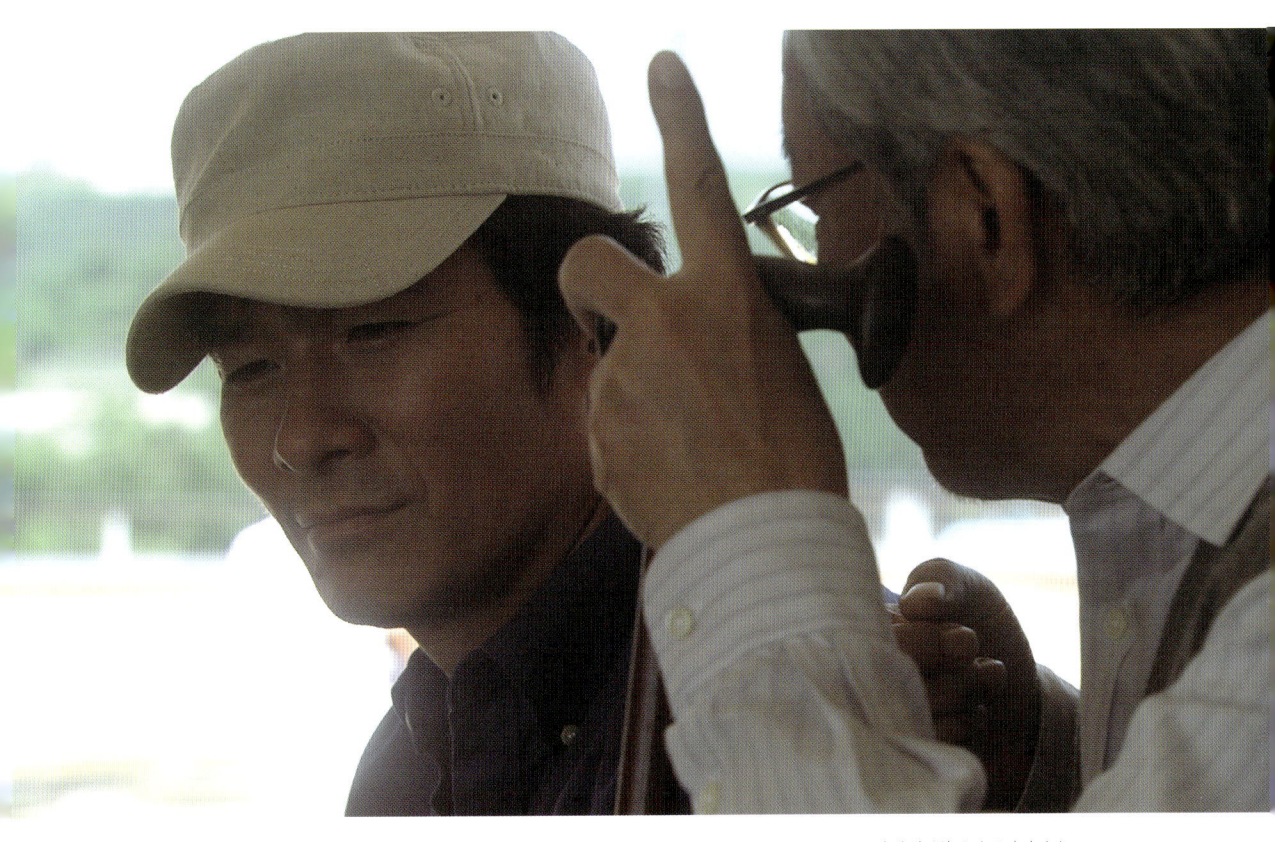

三島先生が気になる中山さん
緑さんのことを、「怒ると…怖いよ」と
角を出すジェスチャーをしてみせた

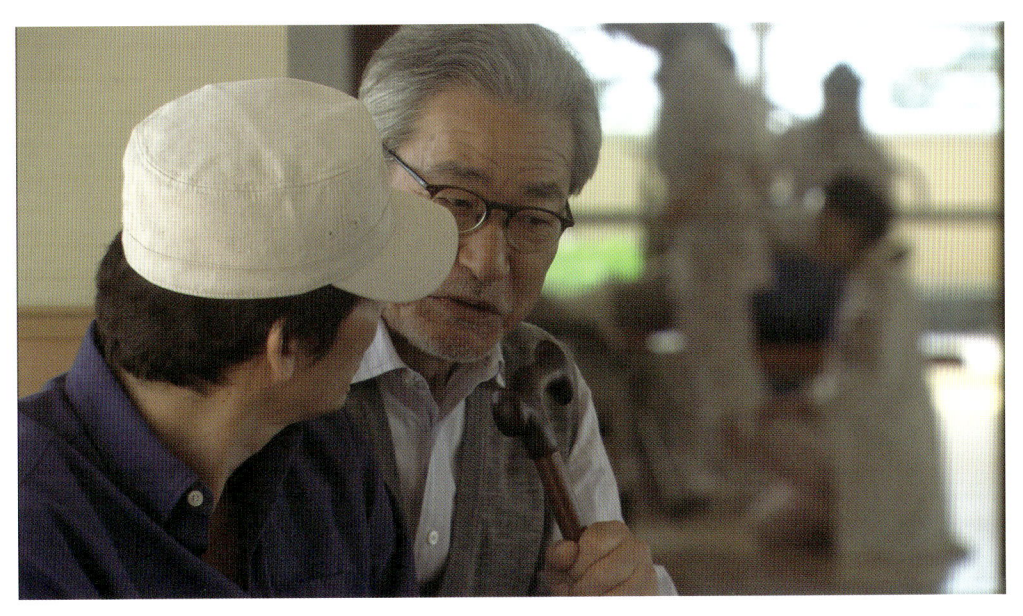

「好き？ 行く？」とカラオケに三島先生を誘う中山さん

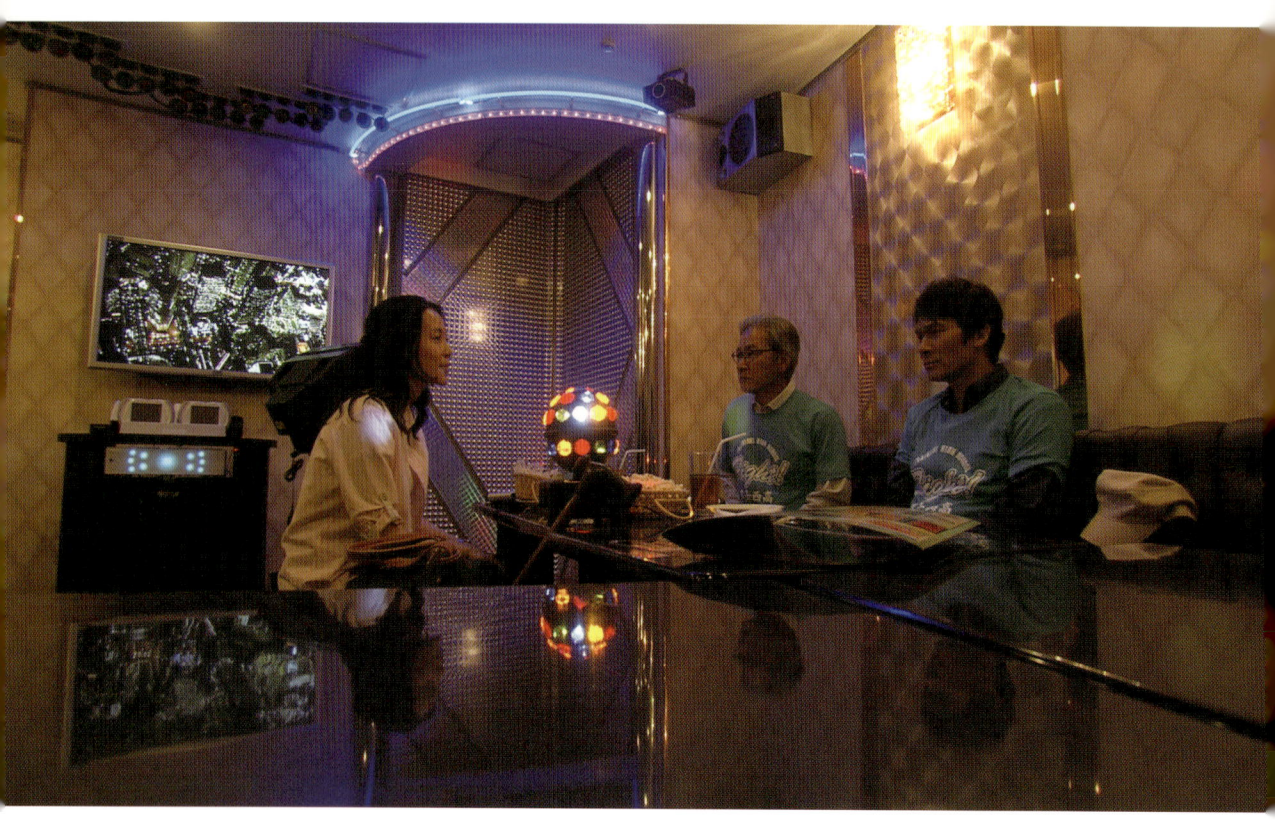

第 6 話
Endless Kiss
中山さんと三島先生、カラオケに行く

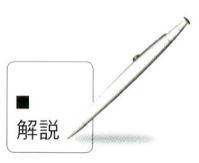

「せっかくだから歌いましょう」と三島先生を励ます緑さん
おそろいの「富士西高」のTシャツ

解説

　同じ症状を持つ患者さんのことは、皆さん気になることが多いようです。患者さん同士が支え合う場面に出会うことも多くあります。中山さんは気になっていた三島先生に話しかけ、カラオケに誘います。そこへ、緑さんが登場。

　緑さんは中山さんの気持ちをくみ、三島先生に歌を歌うように勧めます。「歌えるわけがない」と思っている様子の三島先生に、「音楽は右の脳だから」と話します。中山さんのリズミカルな熱唱に合わせて、緑さんがかけ声をかけました。失語症の患者さんは、リズムに乗ると声が出やすくなるのです。三島先生も思わず声が出ました。

　緑さんが話したように、音楽については右の脳の役割が大きいようです。

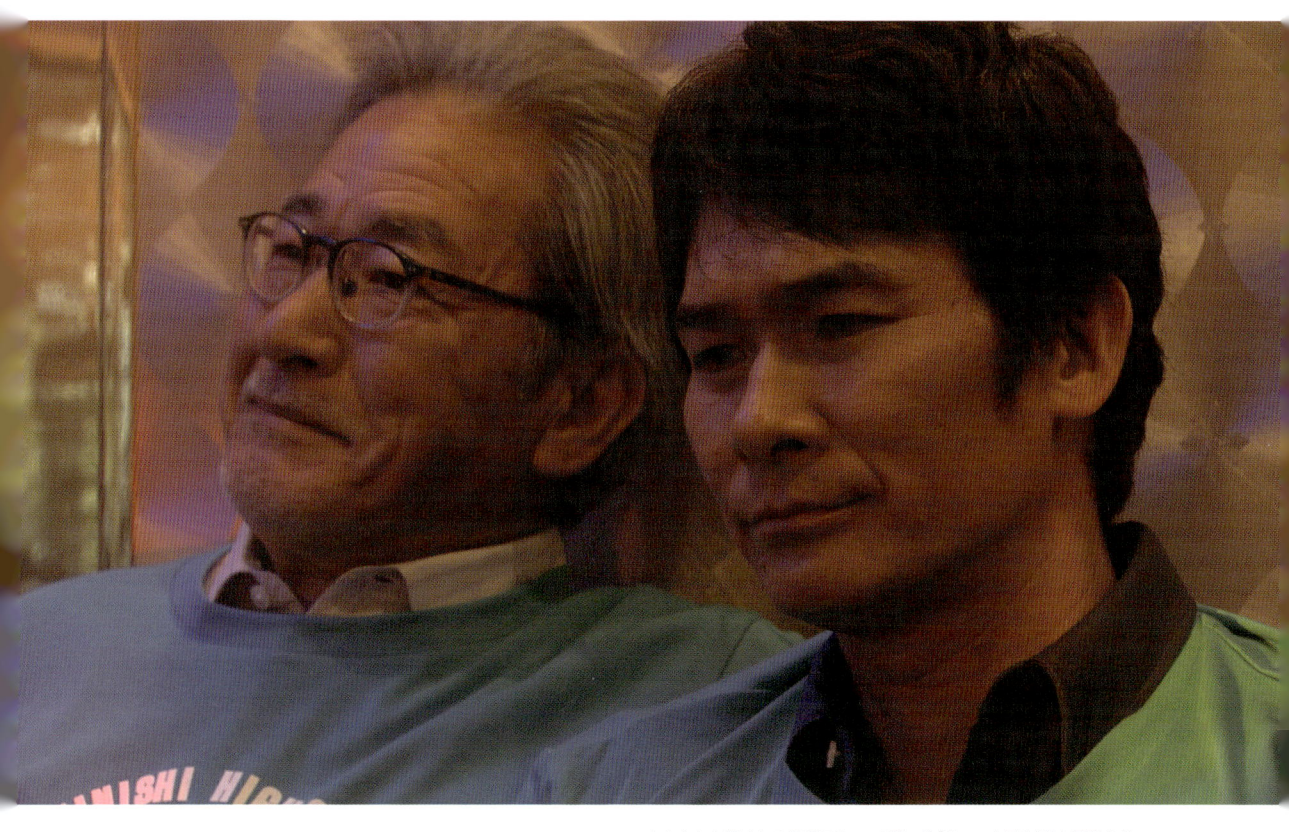

中山さんと緑さんの連携プレーで思わず「あー」と声が出た三島先生
得意げな中山さん

全くことばが出なかった患者さんが、歌うことで初めて声が出る場面に、言語聴覚士はよく出会います。そのことを、緑さんはよくわかっていました。カラオケが大好きな中山さんと二人の連携プレーが功を奏し、三島先生から初めて声が聞かれました。

第 6 話

Endless Kiss

広瀬夫妻がアルバムを持って訪ねてくる

Scene　ある日、広瀬夫妻が富士西高の卒業アルバムを持って、「理容トヨサキ」でリハビリの宿題をする三島先生のもとにやってきました。広瀬さんの奥さんのゆり子さんが「うちの人と失語症のこといろいろ調べたんだけど、アルバム見ていろいろ話しかけたりするのがいいんだって」と話します。広瀬さんが「懐かしいだろ」と言うと、三島先生は深くうなずき明らかに関心を示します。「これ、わかるか。担任のポンポコだよ」再びうなずく三島先生。自分から写真を指さし始めます。「これは、誰か知りたがってる」という緑さんのことばに、三島先生は写真の人物を指さし、初めて「こ…りぇ…は…」と意味のあることばを発します。

　緑さんは、順調に進むリハビリの合間、幸絵さんに「『これは』ということばが言えるようになりました」と報告します。

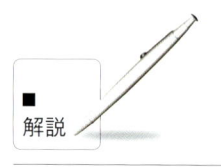

■ 解説

　緑さんとのリハビリの練習を通じて、あるいは中山さんとの触れ合いを通して、三島先生の状態はリハビリセンターを受診した直後と比較して少しずつ変化してきています。うつろな様子は少なくなり、キリッとした表情や笑顔が現れ始めました。また、書字の練習課題に一生懸命取り組む様子も見られてきています。

　このような中、親友だった広瀬さんが、懐かしい高校の卒業アルバムを持ってきてくれました。三島先生は思わず無邪気な笑顔を見せます。知っている顔を見つけ指さす三島先生を見た緑さんは「これは、誰か知りたがってる」と広瀬さんに説明しました。三島

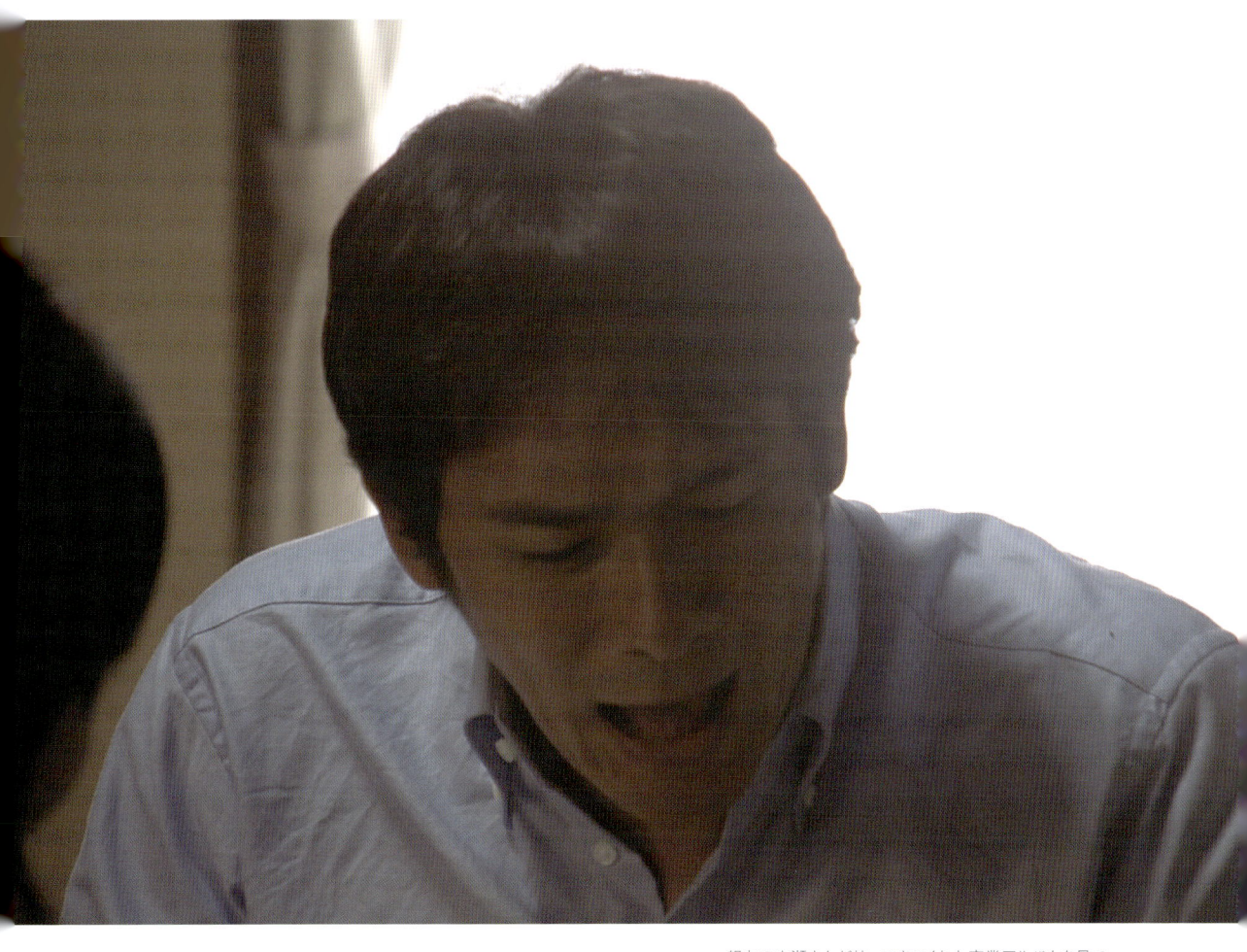

親友の広瀬さんが持ってきてくれた卒業アルバムを見て、
「こ…りぇ…は…」と初めて意味のあることばを発した
三島先生

先生は、そのことばの一部を復唱するように、「こ…りぇ…は…」と初めてのことばが出ます。一度うまく声が出ると、続いて二度目も言うことができました。緑さんが上手に三島先生の「言おうとする気持ち」を引き出しているのがわかります。

三島先生の「これは」は、このあとたびたび発話されます。始めは発語失行により、大きく音がひずんでいましたが、繰り返すうちに音がきれいになっていき、回復の様子が感じられます。

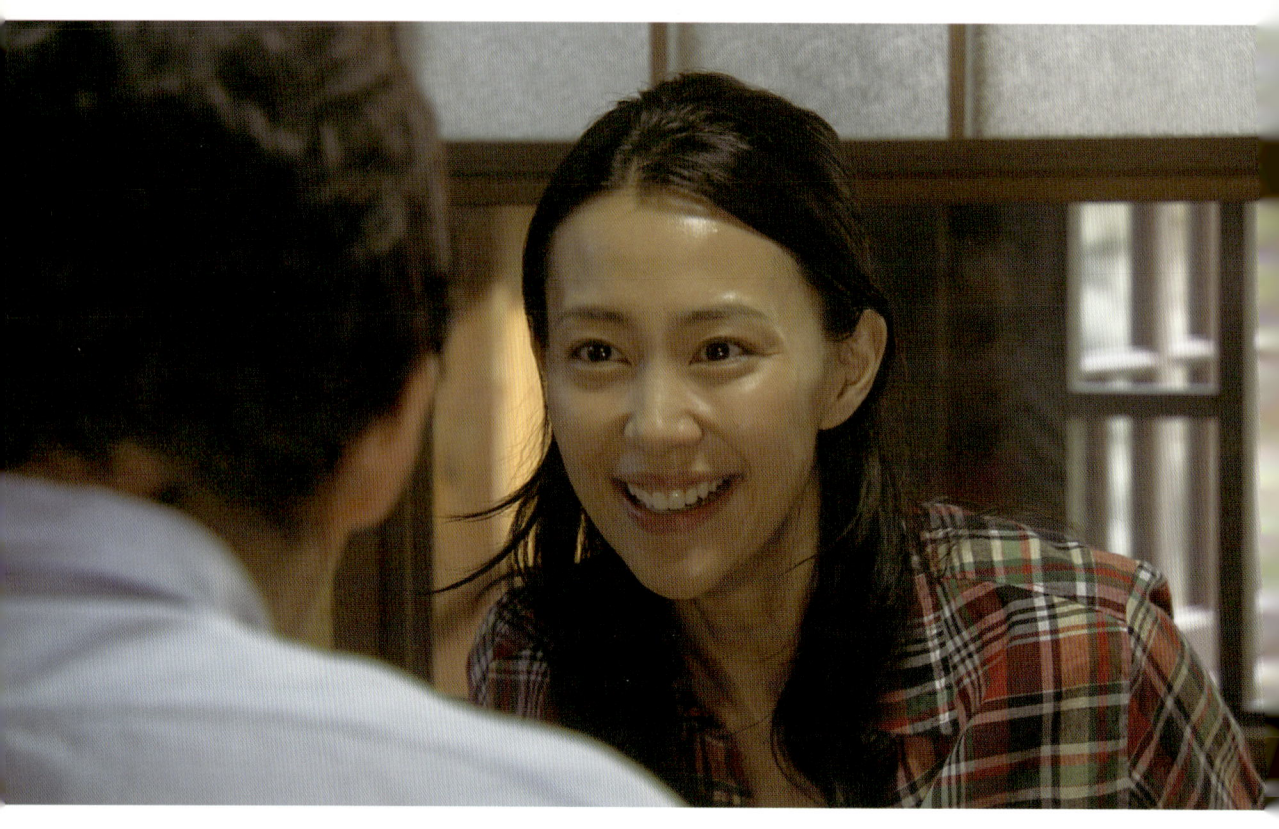

第6話 Endless Kiss

広瀬夫妻がアルバムを持って訪ねてくる

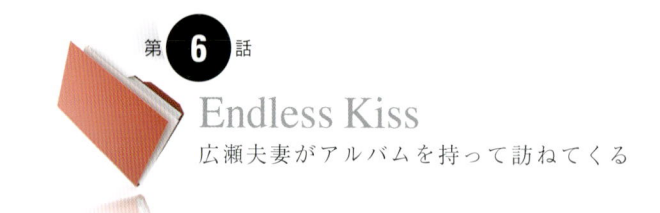

「のりちゃん、あの、なかたのりこ、
手芸部だったよね、手芸部」
三島先生が指さす生徒の名前を言う緑さん

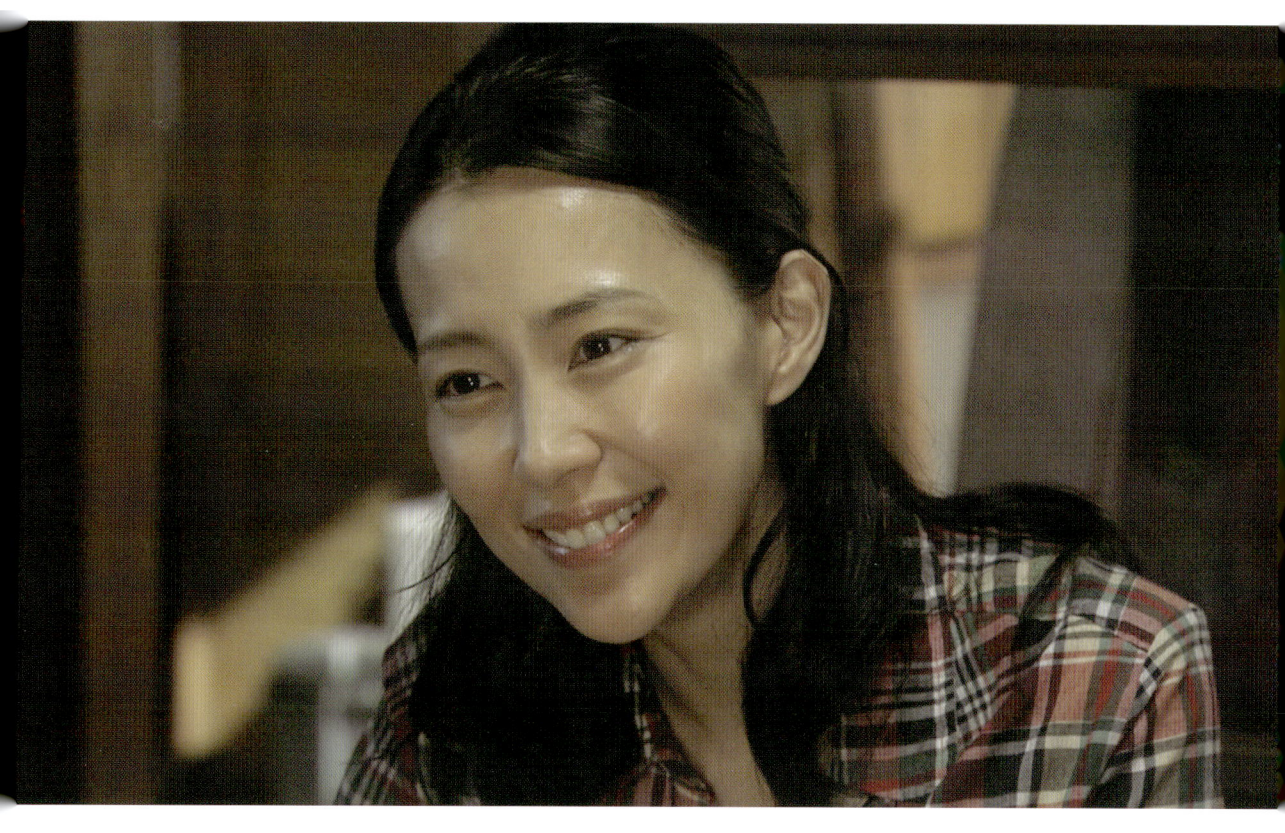

三島先生の順調な回復ぶりに、
思わず喜びが込み上げる緑さん

第6話 Endless Kiss
三島先生の失語症の障害像

Scene　蛯名教授に連れられ、東都医科大学に出かけた三島先生は、自分のCT画像を見る元同僚たちのことばにショックを受けます。「脳動静脈奇形からの脳出血だったんだ」「左の優位半球がこれだけやられているんだから、危なかったですよ」「復帰はありえないな」三島先生は打ち沈み、一人で静岡に帰ってきます。

　ようやく三島先生を見つけた緑さんを置いて、三島先生は懐かしい公民館へと入っていきます。昔と同じように置かれているピアノを見て、高校時代の日々が心によみがえり、感情が高ぶり始めます。どうしていいかわからず、帰ろうとする緑さんに、「ド…リ…」と、ついに、自分から意味のあることばを発します。

　身を寄せる「理容トヨサキ」で緑さんの父勝さんの晩酌に付き合っている三島先生。昔話を語る勝さんのことばから、緑さんが自分の子どもを宿していたことを知ってしまいます。勝さんも、娘を傷つけた男が三島先生であったことを知ります。怒りの中で酔いつぶれてしまった勝さん。激しく動揺した三島先生は、勝さんに頭を下げた後、一人で「理容トヨサキ」を出ていきます。

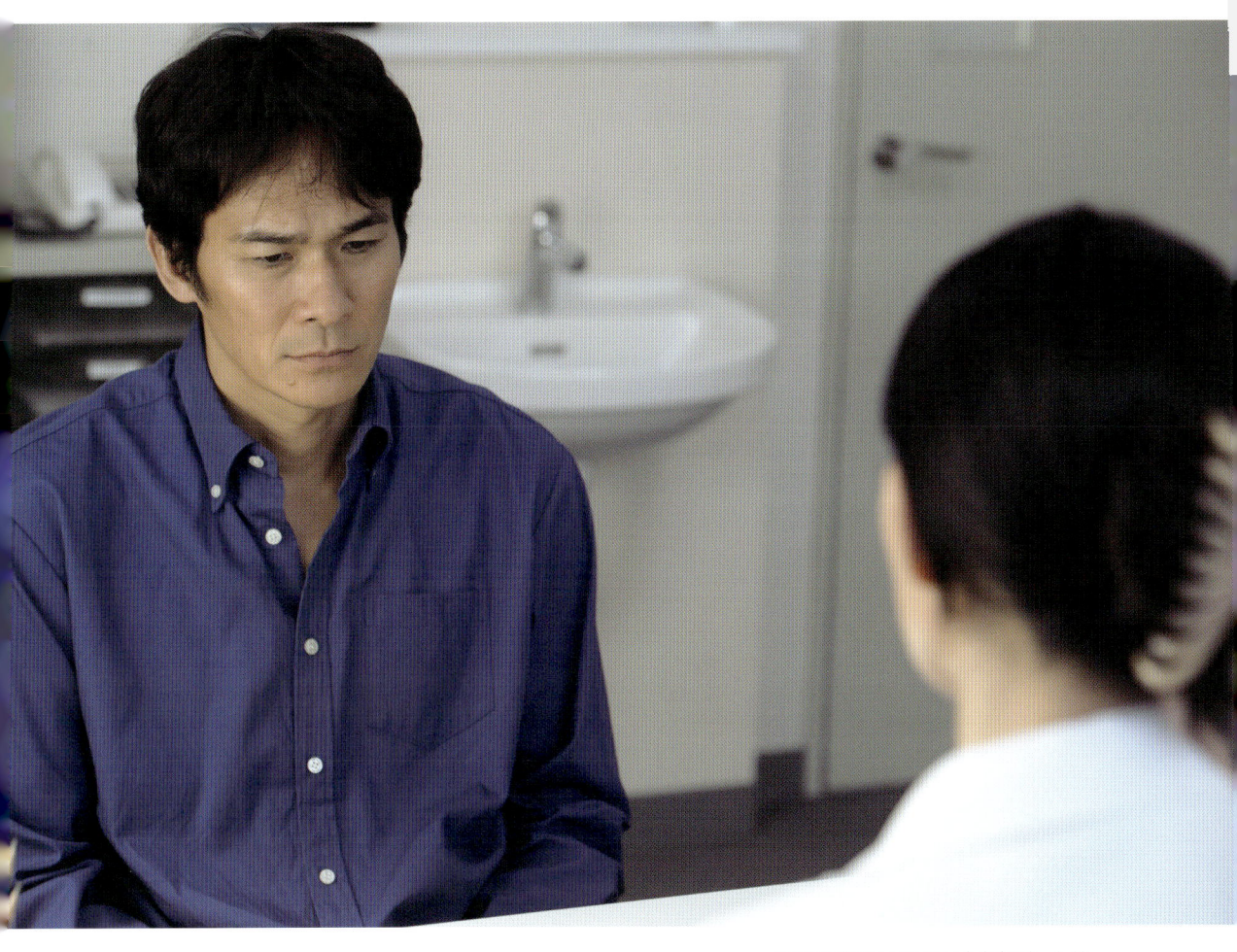

順調な回復を示していた三島先生であったが…

第 **6** 話
Endless Kiss
三島先生の失語症の障害像

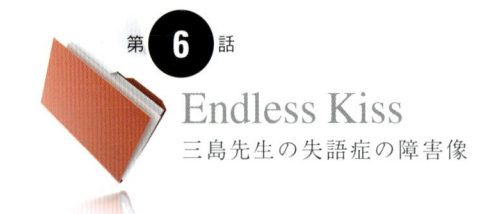

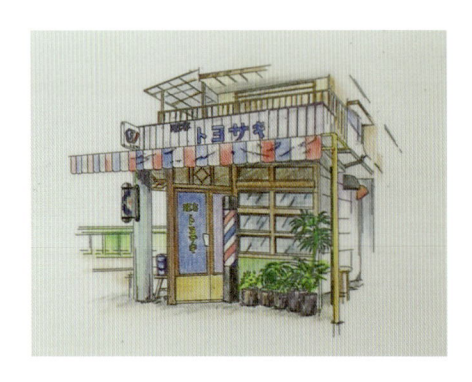

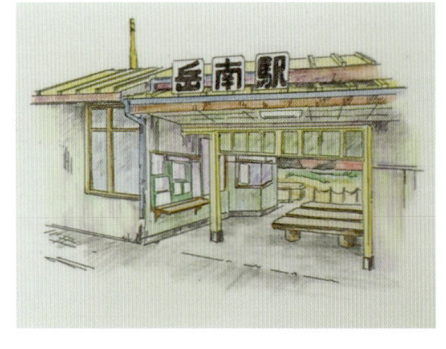

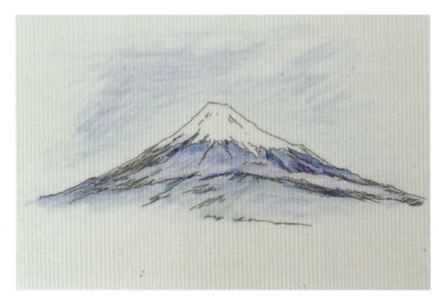

三島先生の練習のための、
緑さんの手作りの絵カード

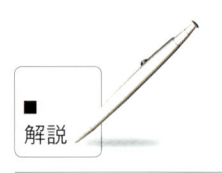

■解説

　東都医科大学で撮られたCT画像。左半球前頭葉に脳動静脈奇形からの脳出血のあとが見えます。この病巣が失語症を引き起こしていると考えられます。元同僚たちのことばにショックを受けた三島先生は、病院を飛び出します。ことばは不自由ですが、切符を買い、正しく電車を乗り継いで帰ってくることができました。

　帰り道の公民館で、三島先生は「ド…リ…」ということばを発します。三島先生のことばは急激な回復を示しています。年齢が若く、知的にも保たれていたことに加えて、リハビリが順調に進んでいること、故郷の風景や思い出が記憶や感情に刺激を与えているこ

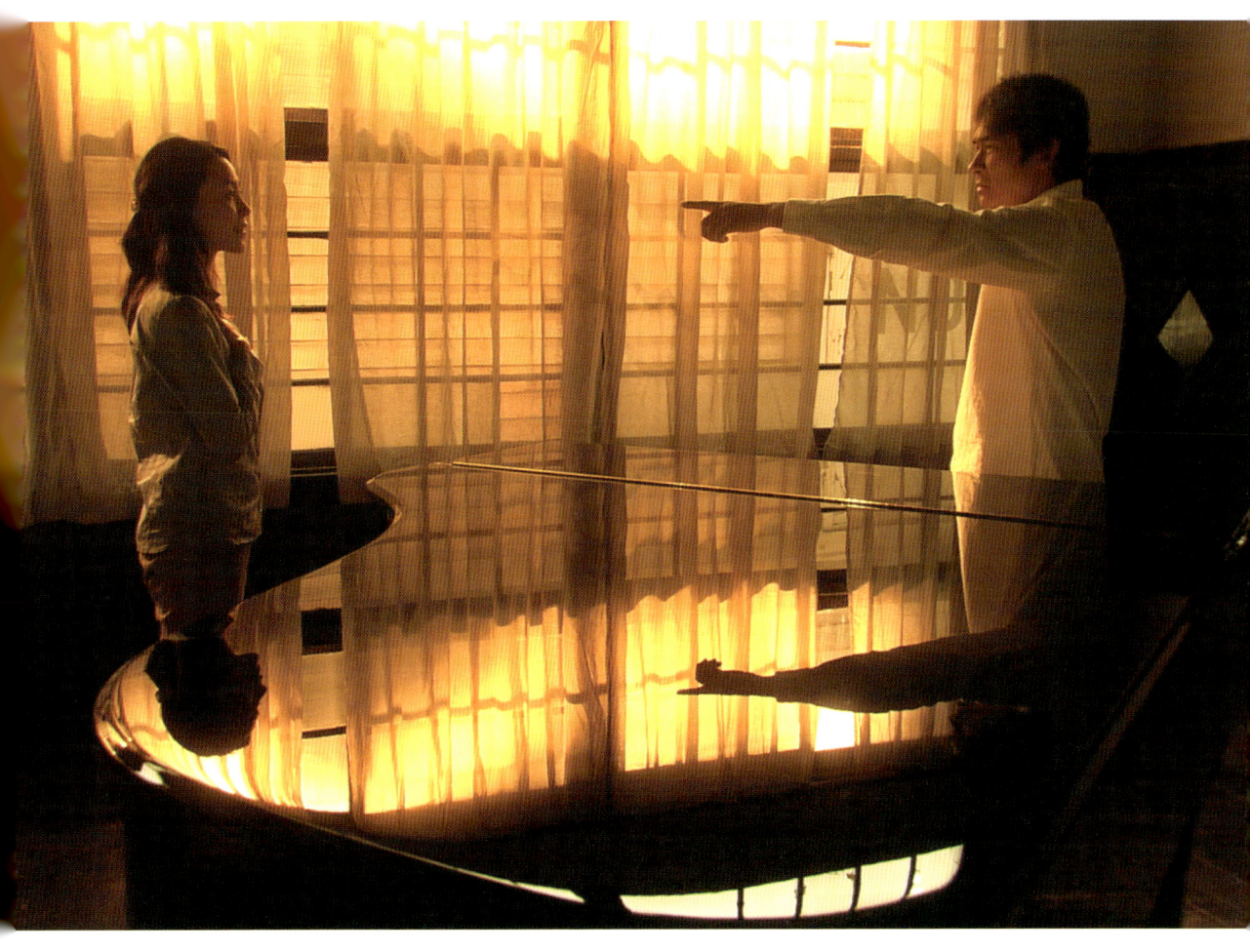

懐かしい公民館で、「これは…」と緑さんを指さす三島先生
「言語聴覚士の村上です」と答える緑さんに、首を振り、
「ド…リ…」と自ら意味のあることばを発する

となどが、回復につながっている可能性が推測されます。

　勝さんとの晩酌場面。三島先生は大きなショックを受けたようです。勝さんの話の内容は複雑な内容でしたが、三島先生はよく理解できている様子です。聴覚的理解力は良好なレベルに保たれていることを示しています。

第 7 話

Promise

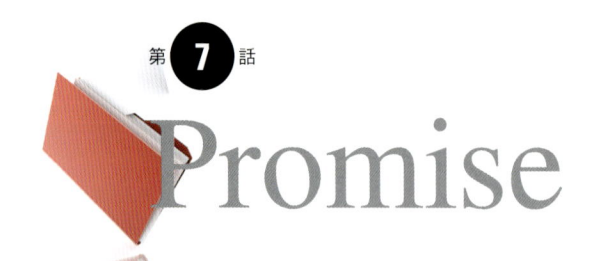

文を言う練習

Scene

中山さんのリハビリ場面。だいぶ回復した中山さんに合わせて、長い文を言う練習が行われています。

大きな紙に公園の様子が描かれています。中山さんは、魚を釣っている人に注目し、「男の…人が…魚を…釣っている…」と、3語を続けた文を言うことができました。

練習が終わったあと、中山さんは気になっていたことを口に出します。「先生…医者の三島は…」「いなくなっちゃったんです…」「心配…」「ええ…」中山さんは「ことば、だめ…つらい」と言ったあと、自分も隠れた経験を話してくれます。それは静かな場所だった、とのこと。緑さんは、中山さんのことばから三島先生のいる場所の手がかりを得ます。

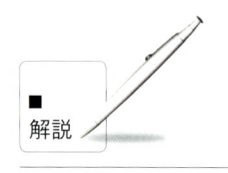

解説

中山さんのことばに着目してみましょう。中山さんは、緑さんのリハビリセンターの外来リハビリを受けにやってきた当初は、声も出ない様子でした。まず声が出るようになり、単語の復唱が可能になりました。その後、「退院」「カラオケ」など意味のあることばが言えるようになりました。さらに、「私、間違えた」「シャツ、100枚、余った」「カラオケ、リハビリに、いいでしょう」など、最近では文が言えるようになっています。

中山さんの話し方は、「ことば、だめ、つらい」のように、助詞が脱落しやすい特徴があります。「ことばが、だめなのは、つらいです」と言いたいところですが、「ことば、だめ、つらい」となってしまいます。このような

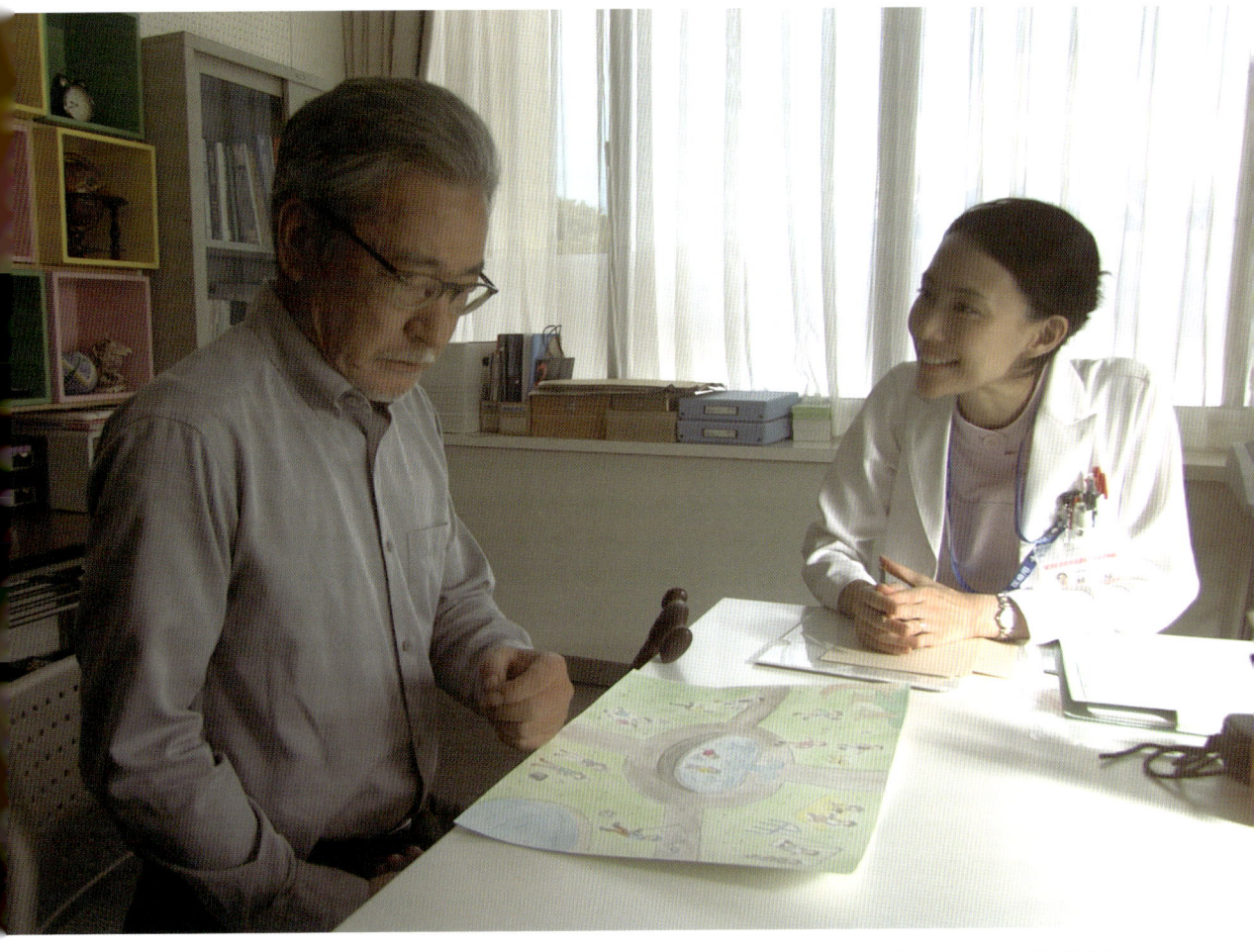

「そうですね。よく言えましたね」

特徴を「失文法」と呼び、助詞が脱落した文章は、まるで昔の電報文のようなので「電文体」と呼ぶことがあります。

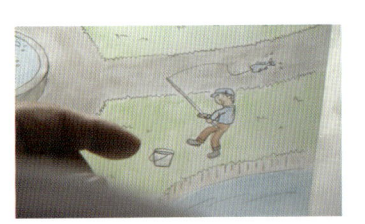

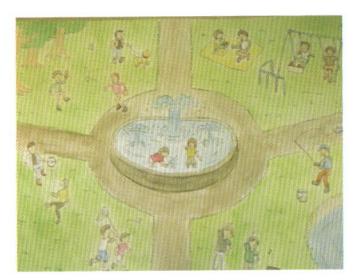

公園の様子が描かれた情景画
「男の…人が…魚を…釣っている…」とことばを発する

第 7 話

Promise

三島先生の打ったメール

Scene 　二人で過ごしたオーベルジュから、一人で姿を消した緑さん。
　三島先生は、緑さんに宛てて携帯電話からメールを打とうとしています。緑さんに届いたメールは、ピアノと家の絵文字だけのメールでした。

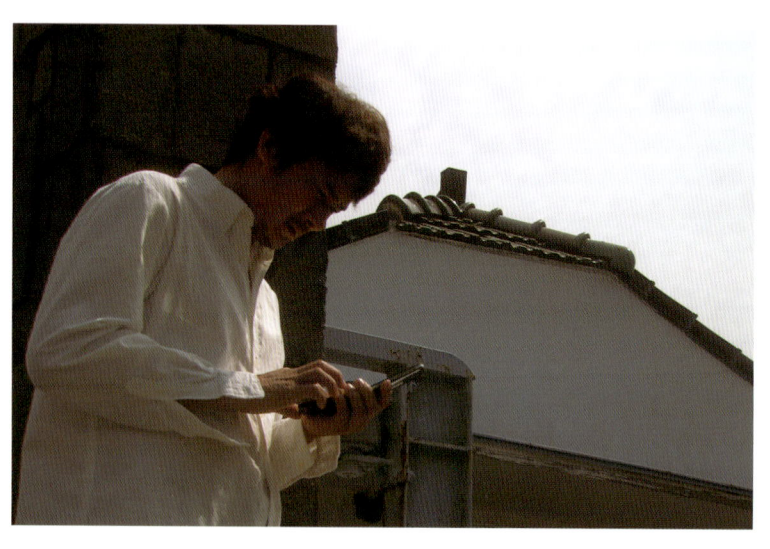

会いたい気持ちをメールで伝えたいが、文字を打つことができない

■ 解説

　携帯電話は仮名文字あるいはローマ字で入力しなければなりません。三島先生の失語症のタイプは、漢字の書字ができるようになっても、仮名を書くことは難しい場合が多いのです。前回のリハビリの宿題の様子からも、漢字単語はだいぶ書けるようになっていましたが、仮名書字はまだ困難な状態である可能性があります。仮名文字を打とうとして打てずに、あきらめてしま

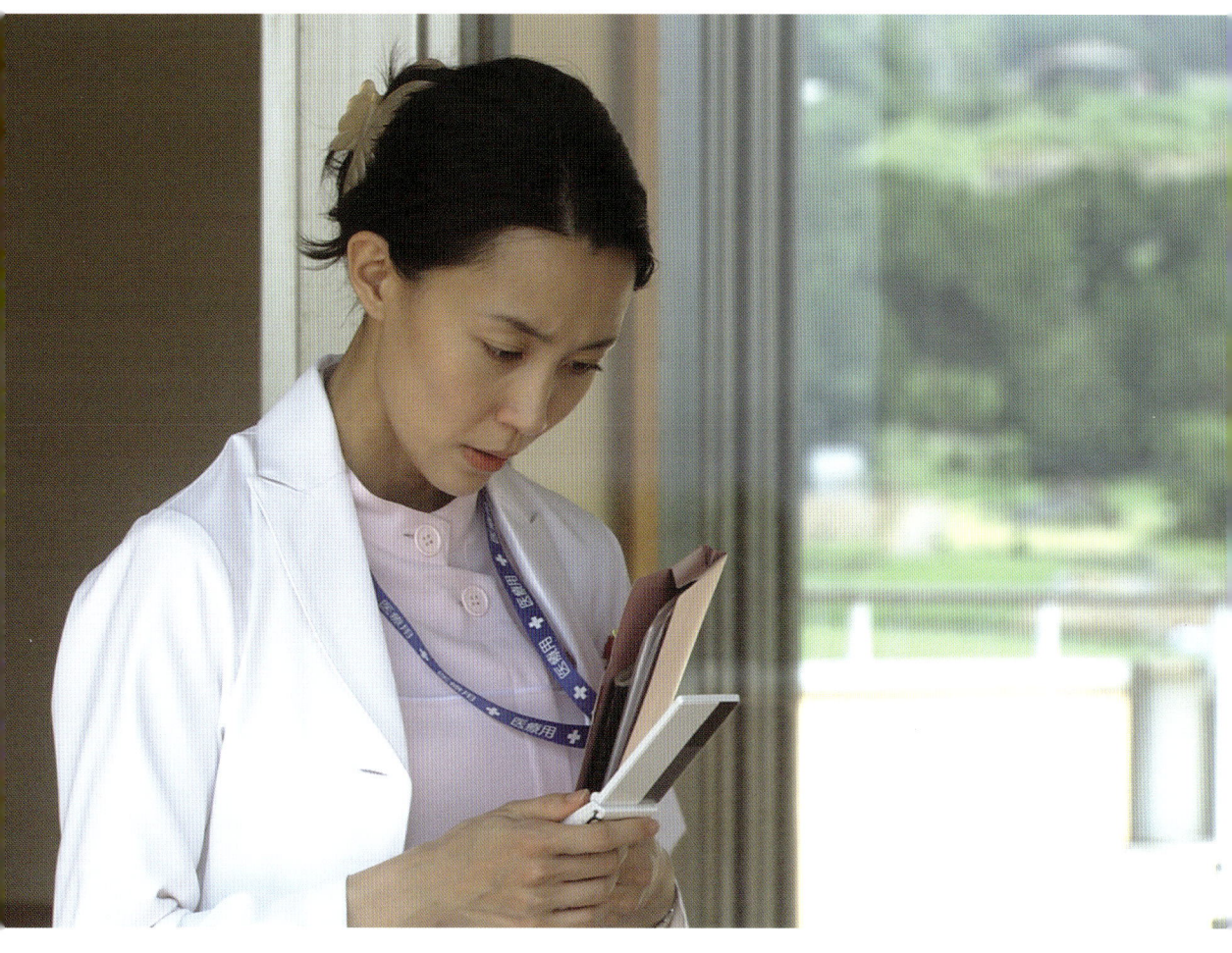

三島先生からのメールを受信する緑さん

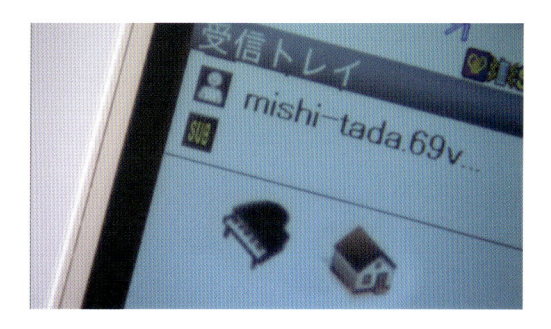

ピアノと家の絵文字だけのメールだった…

ったのかもしれません。
　ピアノと家の絵文字が、ことば以上に気持ちを伝えるメールとなりました。

最終話

ONLY LOVE

4コマ漫画を使った談話の練習と三島先生の回復

Scene 　三島先生との再会から3年後の春。朝の光がさす部屋は、緑さんと三島先生が暮らす家のようです。緑さんは、4コマ漫画を用いて三島先生とことばの練習を行っています。「では、この漫画を説明してください」「男の子…が、…駄々…を…こねて…います…。お…母さん…が…怒って…先に…い…って…心配…して…の…ぞく…と…男の…子…も…陰から…のぞ…いて…いました」あらすじを言い終えて、三島先生は「ふうっ」と息をつきました。

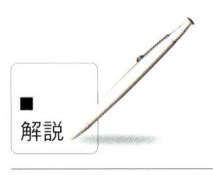

■ 解説

　緑さんとの練習場面。三島先生は、「駄々をこねる」「陰からのぞいていました」など、漫画を説明するために必要な難しいことばを言うことができており、比較的長い文を最後まで話すことができました。おおむね適切に漫画のあらすじを説明することができています。このことから、三島先生のことばの状態は3年前に比べて大きな回復を示し、自分の意思を伝えることができるレベルに到達しているのがわかります。どうやら緑さんは、一緒に暮らし出してからも、ずっと三島先生のことばの練習を続けてきた様子です。失語症患者さんに対し、長期的にリハビリを継続することは極めて重要です。年単位でことばが回復していくことは、決して珍しいことではありません。そ

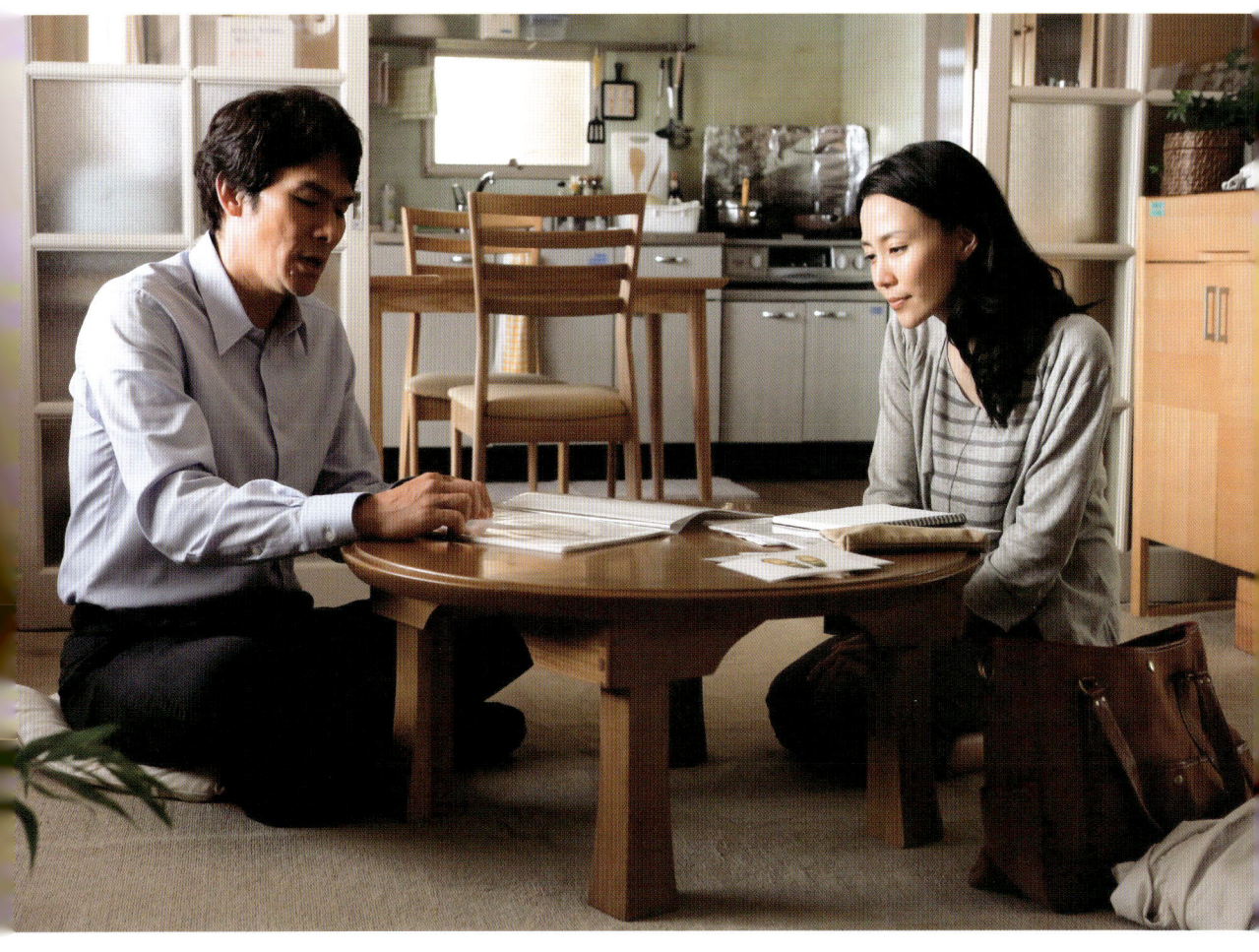

二人で暮らす部屋
「男の子…が、…駄々…を…こねて…います…」
ことばの練習をしている三島先生

　の方にあったペースで練習を続けることにより、長期的に回復していくことがあるのです。
　ただし三島先生は、現在もことばを思い出すのにやや時間がかかり、発話速度がゆっくりであること、ことばが途切れたり、時々つっかえたりするなど、だいぶよくなってはいますが、発語失行の症状が残っています。

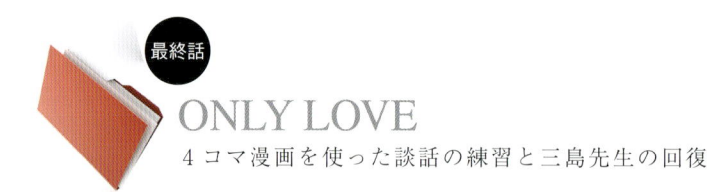

最終話
ONLY LOVE
4コマ漫画を使った談話の練習と三島先生の回復

Scene 三島先生が、小学校の保健室で生徒から「先生は世界的なスーパードクターって、ほんとですか」と問いかけられ、「昔の話」と笑顔で優しい声で答えています。

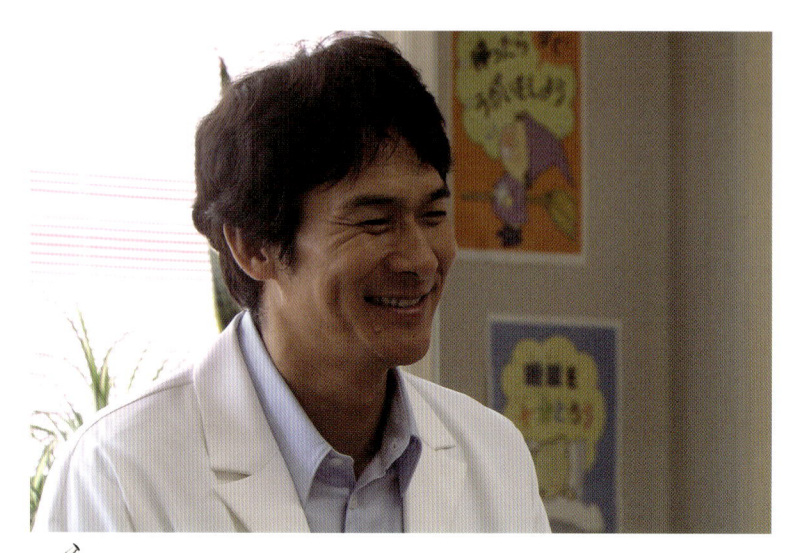

医師として復帰し笑顔で働く三島先生

■ 解説

　三島先生が小学校の生徒の診察をしています。外科医としてではありませんが、医師としての仕事に復帰することができたようです。失語症のある方にとって、職場復帰を果たすことはたやすいことではありません。完全に前と同じ内容の仕事をすることは難しい場合も多く、配置転換をしたり、職場を変わることもあります。復帰には、自分の状況を認識できていることや、周囲の人と良い人間関係を築けることも重要です。新しい職場を得た三島先生は、穏やかな表情で子どもたちと会話をしています。脳出血による失語症という困難を克服しつつある様子がうかがわれます。

　リハビリの目標は一人一人みな異なり必ずしも職場復帰だけが目標となるわけではありません。たとえ職場復帰がかなわなかったとしても、それぞれ

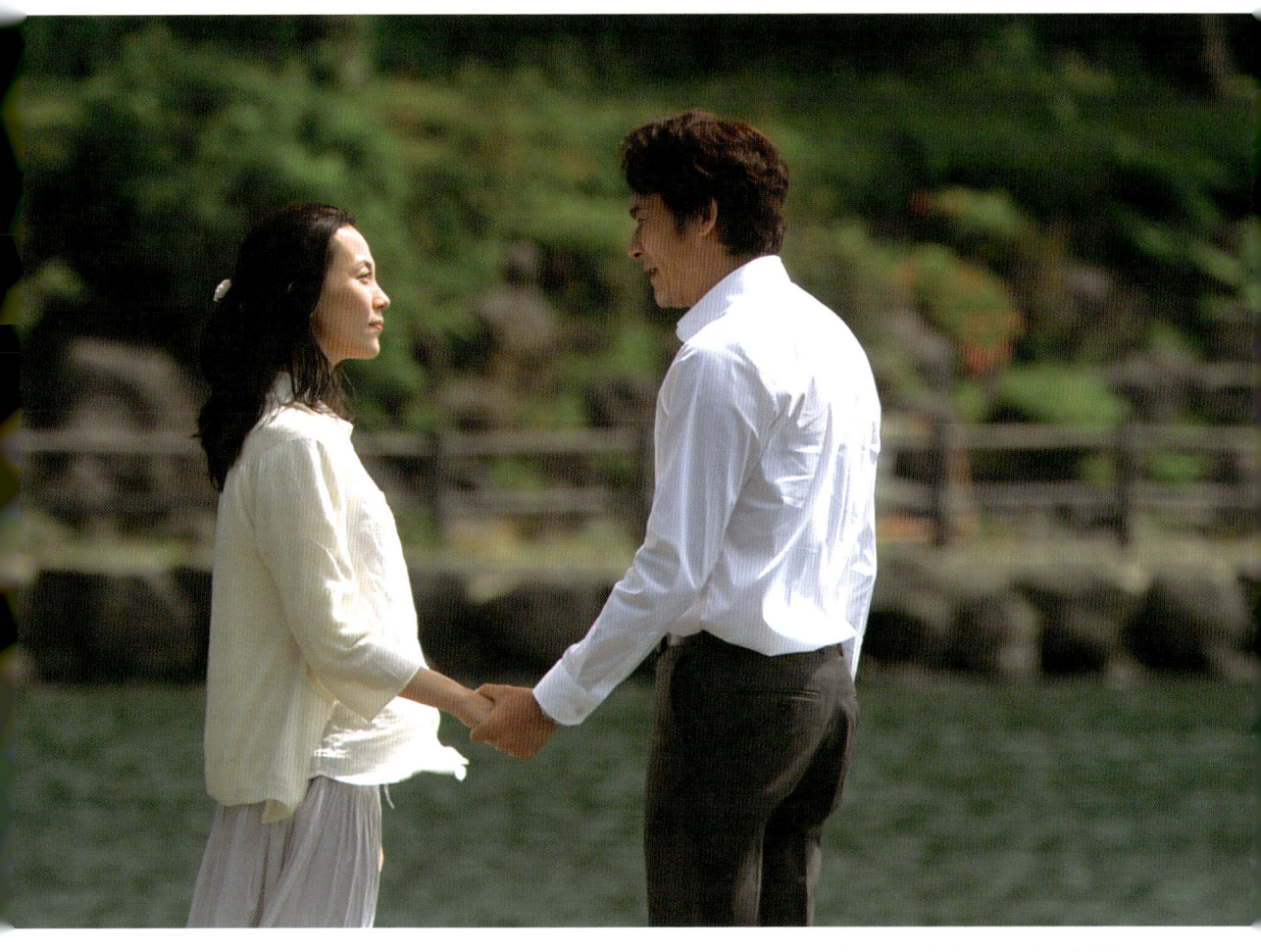

必死にことばで伝えようとする三島先生

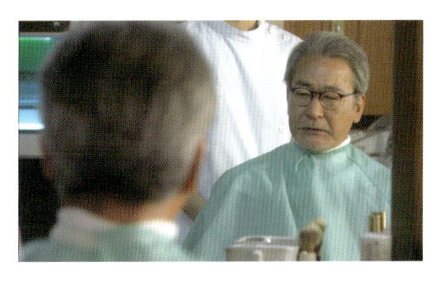

亡き緑さんのことを語る中山さん

の存在にそれぞれの価値があります。一人一人が自分の価値を見つけ出せるように支援していくことも、言語聴覚士の大切な仕事です。

　波瀾万丈の人生を生きた緑さん。人の心と心をつなぐことの大切さ、ことばを取り戻すことの価値を、緑さんは身を持って示してくれました。たくさんの明るく優しい笑顔を残し、私たちに専門職の誇りを届けてくれました。

平澤正剛さんについて

　NHKドラマ「はつ恋」の制作にあたり、大きな影響を与えてくださった失語症患者さんがいらっしゃいました。平澤正剛さんです。

　4年前に脳出血を患い、失語症になりました。平澤さんは、映像関係の仕事をなさっていましたが、38歳で発病し、当初は歩けず、全く話すこともできない状態でした。リハビリの結果、今では会話が可能になり、徐々に仕事にも復帰されています。

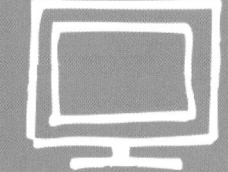

　平澤さんは、ドラマで失語症患者役を演じた大竹まことさん、伊原剛志さん、言語聴覚士を演じた木村佳乃さんとそれぞれ個別にお会いし、話をしてくださいました。3名の役者さんは、皆熱心に平澤さんの話を聞き、平澤さんの回復、前向きな生き方、穏やかな人柄に感銘を受け、それぞれが役作りに生かしてくださいました。ここでは、平澤さんから寄せられた感想文を紹介します。

テレビドラマ「はつ恋」をお手伝いして

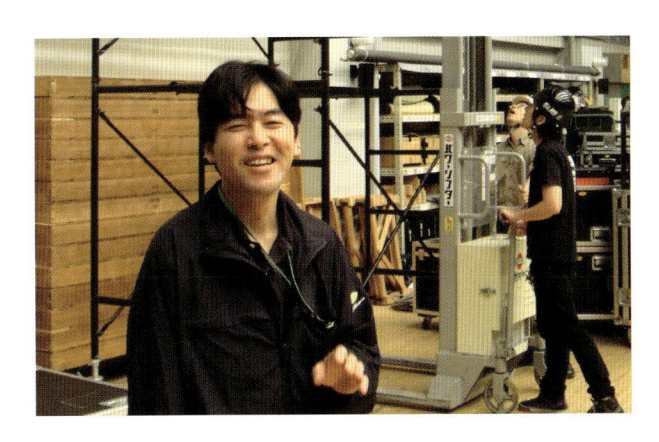

平澤正剛
hirasawa masatake

「テレビドラマで、失語症患者や言語聴覚士を演じる俳優さんに、会ってください」と依頼された当初は戸惑いました。しかし、戸惑いながらも興味が沸いたのは、私の仕事が映像に関する事柄（大型映像・FIFAワールドカップ生中継、オリンピック招致イベントなど）で、映像の制作にも幾度となく立ち会ってきた経験があったからです。

それにも増して、発病以来考えてきた、障害者も健常者も同じ人間であることが、少しでも伝わるようならばお手伝いしたいと思いました。

私の好き嫌いや損得を捨て、差別のない社会のため、役者さんの良きご縁となれるよう、心を尽くしていきたいと思いました。

打ち合わせで3日、その後撮影で1日だけのお手伝いでしたが、1日1日濃密な時を過ごせたと思います。

伊原剛志さんのひと言

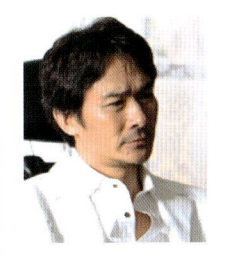

「リハビリ病院に行って、実際に失語症の患者さんにお会いしたんです。そこである方(平澤さん)に言われたんです。『この病気になって一つだけいいことがあった。昔の僕はわがままで、みんな僕のことを怖がっていた。今は、すっごく優しい自分になれている。人といい時間が作れる』って言われて。それが、すっごく僕の中に残って」

NHKドラマ10「はつ恋」HP
伊原剛志さん、インタビューより

ドラマでは、大竹まことさんと伊原剛志さんが、失語症の患者さん役です。お二人とも私に合わせて、話を真剣に聞き、しゃべってくれたのがとてもうれしかったです。

　大竹さんへは、発音だけでなく、動作を含めた見本となるよう要請され、私が実際に発病時から現在までの歩行の仕方を段階的にお見せしたりしました。大竹さんは、杖のつき方、足の引きずり方が最初はぎこちない様子でしたが、すぐに熟知されたので、さすが役者さんだと思いました。
　大竹さんから、「どう演じていいか落ち込んでいたが、平澤さんと接することで、気楽にやれた」と、言ってもらえたことも大変うれしく思いました。

　伊原さんは、これまでの出演作からクールで怖いイメージでしたが、大竹さん同様とてもフレンドリーで気さくな方で、イメージがひっくり返りました。打ち合わせでは、病気の話よりも伊原さん出演の映画の裏話で、二人で盛り上がってしまいました。
　伊原さんへは、発音や動作よりも、発病後の事態の受け止め方、考え方をお伝えしました。
　撮影場面を見学した日、たまたま伊原さんが失語症で倒れ、最初の失語症検査をしている場面でした。この場面を見て、自分のことがフラッシュバックし、少し苦しくなりました。医師役の伊原さんが、私がお伝えしたとおりに演じてくださっているのには驚かされました。
　また、NHKドラマ「はつ恋」ホームページ

大竹まことさんの
ひと言

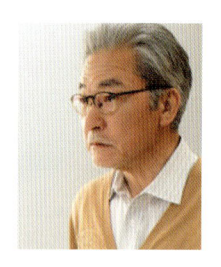

「あなたは、さっき、『案の定』ということばを使いましたね。『案の定』ということばは、結構難しいことばだよね。そういう難しいことばが、あなたの中に残っているっていうことだ。それなのに、言いたいことを言えないってことは、くやしくないですか」

平澤正剛さんとの会話の中で、大竹さんがおっしゃったことばより

上のインタビューで私のことを話してくださったのにも驚きました。お役に立ててよかったと思いました。

主人公の木村佳乃さんは感性がたいへん豊かな方のようで、私のことばになる以前の"想い"を受け取っていただき、会話が非常にしやすかったです。木村さんの演技が、役そのものの"村上緑"に見えました。木村さんは、愛を持って演じますと言ってくれました。

テレビドラマ撮影の現場は初めてで、多少の緊張もありましたが、スタッフ、キャストの方々から非常に気を遣っていただき、楽しく貴重な時間を過ごせたと思います。明るい気持ちで、楽しくドラマ制作に携わることができ、多少は患者としての想いが伝わったのではないかと思います。

私はこのドラマに携わることで、言語聴覚士の仕事内容やその存在そのものが、医師では担えない、患者にとって大切なパートナーであることが社会に広く認知され、多くの患者さんが希望を持って生きていけるような社会になるように、そのほんの一端を担えたことに感謝します。

これまで、理学療法士の方々、作業療法士の方々、言語聴覚士の方々のお世話になったからこそゼロから歩行が可能になり、想いを言語化でき、字が書けるようになりました。その感謝の想いを少しでも形にできたのではないかと思います。

木村佳乃さんのひと言

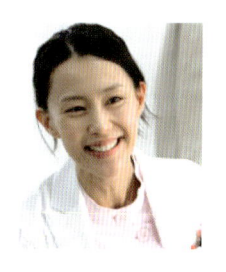

「最後に何か聞きたいことはありますかって言われたので、私はもう全部お聞きしました、逆に平澤さんが何か私に聞きたいことはありませんか、と言ったんです。そのとき平澤さんから『愛を持って演じてください』って言われました。それから、ずっとそうしようと思って演じました」

日本言語聴覚士協会
会報『ST AND UP』掲載の鼎談より

撮影参加記

ドラマ はつ恋

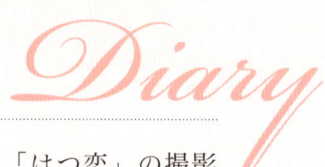

Diary

　縁あって、NHKドラマ「はつ恋」の撮影に参加させていただいた。

　ドラマ「はつ恋」は、私たち言語聴覚士にとって、そして失語症のある方々にとって、大きな意味を持つドラマになった。私にとっては、かけがえのない貴重で感動的な、二度とない経験をさせていただく機会となった。

日本言語聴覚士協会　理事
森田秋子

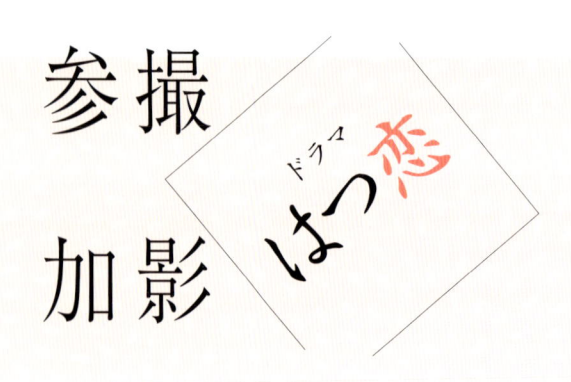

2012

1月

「言語聴覚士を主人公としたドラマが制作される」という一報をいただいたのは2012年1月も終わりに近づいたある日だった。言語聴覚士が、社会的にあまり知られていないことは、常日頃から感じる、とても残念な事実。NHKのドラマで「言語聴覚士」ということばが全国に流れる、という想像が、私たちの心を騒がせる。いいドラマを作ってほしい、言語聴覚士と失語症について正しい理解が広がってほしい。そのために、私たちは全面的に協力したい、それが始まりの思いだった。

その日、行く末はまだ何も見えなかった。

2月

月初め、NHKの撮影関係者が私の勤務する病院を見学に訪れる。言語聴覚士の服装や髪形、リハビリの様子、患者さんの様子、練習に使う教材、部屋の様子などについて、細かく熱心な質問を受ける。

ドラマのおおまかなあらすじを聞く。主人公の名前は村上緑。緑さんが失語症患者にリハビリを行うシーンが頻繁に登場するらしい。中山貞夫さんという失語症患者さんがドラマ後半まで重要な役割を果たしていくらしい。徐々に現実感が高まる。

役者さんが失語症を演じる。それは大変なことに感じられた。失語症には流暢タイプと非流暢タイプがある。非流暢タイプでは発話量が少ないが、特有の言い間違えやイントネーションの障害があり、うまく演じるのは難しい。ましてや流暢タイプの失語症では、スラスラとたくさん話す中で、言い間違えなければならないので、さらに難しい。

ドラマに失語症の方が登場するのであれば、非流暢タイプのほうがいいのではないか、と意見を述べる。ドラマ制作者たちも、同じように考えているらしかった。失語症の患者役を演じることになる役者さ

Diary

んに、失語症患者の話し方を理解していただくための方法について相談を重ねる。

　ほどなく、第1話の台本を読ませていただく。興味深い物語が描かれていた。しかし私は、ぐっと物語に入り込みたい気持ちを封じ込め、失語症のリハビリに関係するシーンだけを、何度も何度も読み返した。
　冒頭から病院で働く緑さんが登場し、失語症患者である中山さんとの会話やリハビリシーンが描かれている。「中山さんは、脳梗塞で失語症になったために、ことばを忘れてしまっているんですよね。少しずつ思い出していきましょう」というセリフに違和感を覚える。私たちは、失語症の症状や回復を「ことばを忘れる」「ことばを思い出す」とは言わない。「病気によってことばが出にくくなっていますね」「少しずつ取り戻していきましょう」というような表現がいいのではないか、と考える。意見が通るかどうかはわからないが、ともかく伝えてみようと思い、メールを打つ。数日後、改訂版の台本が届く。意見が取り入れられて、表現が修正されている。熱い手ごたえを感じるとともに、重大な責任を感じる。言語聴覚士として当たり前に感じることを、意見として伝えていこうと改めて思う。

　主人公のユニフォームについて、意見交換する。台本では「白衣」を着ている設定になっている。「白衣でないほうがいいのではないか」と伝える。理学療法士、作業療法士らがよく着ているケーシータイプを提案する。脚本家の中園ミホ先生が、真っ白な白衣にこだわっていらっしゃると聞く。思わずうれしく思う。が、白衣でないほうがいい。襟元に私服の襟が見えたり、足が私服のズボンだったりしないほうがいい。私たちは出勤し、ユニフォームに着替えて仕事に入っていくのだ。考えた末、「ケーシーの上に白衣を羽織ってはどうか」と

提案する。
　2月末、役者さんが決まったとの連絡を受ける。主人公の言語聴覚士役に木村佳乃さん。出産後初のドラマ出演だそうである。さらに伊原剛志さん、青木崇高さん、大竹まことさんらのお名前が並び、今まで顔のない登場人物が、頭の中でふわふわと浮かんでいたが、緑さん、潤さん、三島先生、中山さんが、突然、顔形を持った人物へと変わり、生き生きと動き出す。

3月
　台本の具体的な場面に合わせて、言語聴覚士が書く記録などの設定について、意見交換が続く。
　待ちに待った第2話の台本には、第1話同様、中山さんとのリハビリシーンがある。その後、比較的早く第3話の台本が届く。第1話、第2話、第3話と、中山さんの発話が改善している。それぞれの回のリハビリ内容を、具体的に考えていく。練習内容や発話内容に不自然さはないか、かなり頭を悩ませる。
　練習に使う絵カードについて、相談をする。絵カードは言語聴覚士にとってとても重要だ。販売している会社に使用の許可をいただき、さらに色鉛筆で色を塗って作成した、手作りの絵カードを使うことにする。
　スーパードクターの三島先生が失語症になる展開は、少し前に聞かされていた。あっと驚く展開だ。中園ミホ先生が言語聴覚士を描きたいと思っている気持ちは、本物なのだと感じる。ドラマの中核に「失語症」という障害を置こうとしている。

　配役の決まった役者さんたちに、リハビリ現場の見学をしていただくことになった。3月末、中山貞夫役の大竹まことさん、4月初め、

Diary

村上緑役の木村佳乃さんが来院、そのあとに三島匡役の伊原剛志さんという順である。

　船橋市立リハビリテーション病院を、俳優さん方が訪問してくださった。この訪問の中心となったのは、失語症患者平澤正剛さんで、数年来、同法人系列の初台リハビリテーション病院の外来に通われている。
　さらに、船橋市立リハビリテーション病院外来リハビリに通っておられる金子守さん、大隈みどりさんがご協力くださり練習場面を見学していただくことができた。
　見学にはNHKのスタッフも大勢参加してくださり、同じ練習場面を共有し、失語症に対する共通のイメージを持っていただくことができた。

4月　　初めての撮影参加は、富士山ロケ。驚きの連続であった。
　患者ファイルを抱えた緑さんが、スタッフルームから出てくる、言語聴覚士村上緑登場のシーン。木村さんは、ピンク色の上下のケーシーの上に真っ白な白衣、髪をアップにまとめている。清純なイメージの言語聴覚士そのもの。美しく、すがすがしい。声はよく通りメリハリがきいている。リハビリ中の患者さんに声をかけながら歩いていく。「あんな風に患者さんに声をかけてもいいですか」と井上剛監督に問われ、「はい、よくある風景です」と答える。緊張しながらも、まずまずの出だし。
　次は、失語症患者の中山さんが登場する。中山さんはブローカ失語の設定、発話は非流暢でなくてはならない。ことばがつっかえたり、言い間違えたりする。演じるのは難しい。大竹まことさんのセリフが

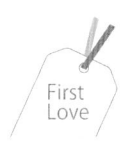

スムーズで、失語症のように聞こえない。「もう少しつっかえてください」と申し上げるが、大竹さんにも役作りのイメージがあり、うまく伝わらない。第2話を指揮する一木正恵監督に尋ねる。「もう1回お伝えしましょう」と大竹さんと話してくださる。

　一木監督が、「大竹さんも、役柄のリアリティーの追求と、役者として思いを伝えることとの間で、悩んでおられるようでした」と伝えてくださる。役者さんの思いの深さを感じる。その後の大竹さんの演技は真に迫り、セリフもたどたどしくなって、見事に失語症の患者さんらしくなっていた。

　この日、撮影を終了したあと大竹さんのところに伺い、「いろいろ申し上げてすみませんでした」と伝えた。大竹さんは、私の肩をたたきながら「とんでもない、本当にありがとう」と言ってくださった。このことばに支えられ、このあとも現場の立ち合いを続けることができたと思う。

　次の撮影。リハビリスタッフが緑さんに怒られるシーン。ここは、視聴者に失語症を理解してもらうための大切なシーンである。「失語症の患者さんは、ことばのわからない外国にいるみたいに不安なの。大きな声を出さないで」という短いセリフの中に、失語症の方の不安や苦しみを込める。緑さんが自分をかばってくれたことを感じる中山さんが、緑さんに対して発することばを何にするか、現場で意見交換が行われる。「ありがとう」と言いたいが、うまく言えず、「あ、ありが…」と途切れることにする。極めて重要な細部が、撮影現場で決まっていく。

　第4話の台本が届く。物語が大展開し、ついストーリーに引き込まれる。緑さんと三島先生の関係が急接近する。登場人物の気持ちが丁

Diary

寧に描かれて、美しい。

　そのころ、日本言語聴覚士協会にドラマの出演依頼をいただく。役どころは、失語症患者さん。出番は、潤さんが緑さんに一目惚れする重要なシーンとのこと。30代の男性で、ということで、協会の仕事もお手伝いしてくれている古賀昭貴さんに声をかけ、快諾を得る。

　いつの間にか、4月も終わる。

5月　　古賀さん出演シーンは、ゴールデンウィークの富士山で行われた。友人の言語聴覚士春原のりこさんにも撮影に参加してもらった。

　当日、古賀さんの練習シーンの画面を見ていた潤さん役の青木崇高さんが、古賀さんの一生懸命ぶりを見て「この人、緑にほれてるね」とおっしゃったという。それほど古賀さんは熱演であった。のちのち、放送でこの場面を見る。大変よいシーンに出来上がっていた。

　スタジオ撮影が続く。第2話の中山さんのリハビリシーン。緑さんが肝臓がんの手術をする前の最後の練習。緑さんは紙を出し、ペンで「癌の手術」と書こうとする。「癌の…」と書き出した手を中山さんが上から自分の手をかぶせて止める。一木監督の鋭い演出。多弁なことばよりも、人は行動やしぐさで、多くの気持ちを伝えることができることが伝わる。

　撮影と並行して、第5話の台本に沿って相談を進める。三島先生が脳出血を発症する。「フランスの言語聴覚士は、どんな格好をしている？」との相談に言語聴覚士が出演したフランス映画『潜水服は蝶の夢を見る』の写真を探す。「脳出血と脳梗塞はどう違うか」「どこの損傷で、失語症が生じるか」ドラマの中核となる大切な設定。

前後して、第6話の台本が届く。三島先生の失語症の症状が克明に描かれ、想像を超える壮絶なシーンの連続。第6話がドラマの山場となる予感。三島先生のシーンは衝撃的で、きっと見ている人の胸をつくだろう。検査シーン、回復の兆し、声の出し方、息遣いまで、台本を読み込み、しっかりと理解しようと思う。

　撮影も進んで、第5話へ。中山さんが印刷会社の社長であったことが明かされる。緑さんは、担当患者さんの社会復帰を祝しうれしそうなのに対し、中山さんは暗くうつむいている。「シャツ20枚」と「120枚」を言い間違え、シャツが100枚余ってしまった。深刻でもあるがコミカルなシーン。木村さんが撮影の合間に、「復職できたんだから、おめでたいですよね」と心からおっしゃっていた様子が印象的だった。

　続いて、いよいよ失語症を発症した三島先生が登場した。役を務める伊原さんは大層気さくな方で、「ここはこれでいい？」と一つ一つの動作、言動ごとに確認を求めてくださる。「僕ら、わかんないんだから、どんどん言って」と、ドラマと同様にソフトな語り口である。
　パリの病院で目覚めるシーン。混乱している三島先生が暴れるシーンでは、伊原さんと井上監督が意見を戦わせ、実際に格闘しながら段取りを進める。芸術家肌のお二人の真剣な様子に、目を奪われる。
　数日後の木更津ロケ。三島先生がパリの病院で倒れるシーン。夕日が落ちるのと競うように、撮影が行われる。伊原さんの迫真の演技と井上監督の映像へのこだわりで、画面が息づいていく。
　この日は病院のロビーで演出部の人たちと、三島先生が緑さんの病院を受診する際の、外来患者受付申込書と三島先生の言語評価の内容についての相談をする。イメージを作り、手順を考える。数日で作成し、メールで送る約束をする。

Diary

　第1話のオンエア。夕食もお風呂も済ませ、テレビの前に座る。ドラマが流れる。「言語聴覚士の村上緑です」名札が大写しになる。青木崇高さん演じる村上潤さんが、妻のために奔走するシーンに涙が出る。大竹まことさんの姿も美しい。言語聴覚士のドラマが、テレビで放映された。最後のテロップに、「言語聴覚療法監修・指導、日本言語聴覚士協会」の文字が流れる。感無量。

　放送終了から、インターネット上への書き込みが気になる。言語聴覚療法のシーンに、必ずしも賛同の声だけでなく批判の声も聞こえてくる。想定内であったはずだが、落ち込む。
　一方、たくさんの喜びの声。「よかった」「泣いた」「緑さん、いいね」総合すれば、よかったに軍配。

　その週の夜、第6話のカラオケ店でのロケ。すべての撮影の中で最も思い出深いシーンだ。第6話の岡田健監督は話しやすい方で、たくさん意見を聞いてくださる。中山さんが大都会を歌い「アー、アー」となり、緑さんがタイミングよく「3、4」と声をかけることで、それまで発話がなかった三島先生からとうとう「アー」と声が出る、というシーンだ。流れに乗って、勢いで出来上がったようなシーンであったが、このドラマの熱さが凝縮したと感じられるシーンだった。

　幼なじみの広瀬夫妻が来て、卒業アルバムを開くシーン。三島先生から「これは」ということばが発せられる。伊原さんは、発語失行の演技がすごくうまい。「失語症の人のビデオを見たんだけど、/r/がひずんでいるんだよね」とおっしゃりながら、「こ…りれぇ…は…」とひずみ音を発してみせてくださる。「唾も飛ばしたほうがいいかな」「いえ、そこまではいいと思います…」徹底的に、リアルに演じ

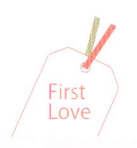

ようとされている。

　この日、小松昌代チーフ・プロデューサーとお話しする機会があり、「リハビリ場面に、批判もありました」とお伝えする。すると「批判はあっていいんです。関心がなければ、人は何も言いません。関心があるから何か言ってくださるのです。お褒めのことばと、批判のことばの両方があることが大切です」と教えてくださる。重みのあることばだった。このあと、批判もないわけではなかったが、「批判をもらって価値がある」と考えられるようになった。

　最終話の方向が、「緑さんの死」であることを聞く。友人を失ったかのようなショック。第7話の台本の行方が気にかかる。修正を重ねて届いた完成版を見せていただき、心から納得できた。弱く、強く、そしてひたむきな、村上緑、村上潤、三島匡の3人の大人の気持ちが共感できた。

6月　　今月中に、ドラマ制作は完了する。残りの時間がカウントダウンになる。

　最終話の台本が届く。3回読んで、何も手がつかない。怒とうの数カ月だったけれど、この最終回にたどりついて、私のドラマ制作参加奮戦記も終わりに近づいた。最後のひと踏ん張り。

　最後の仕事は、「クリちゃん」の4コマ漫画になりそうだ。最終話、緑さんはだいぶ改善した三島先生に、ことばの練習をしている。その題材がクリちゃん。言語聴覚士がよく使用する、4コマ漫画のあらすじを説明してもらうための練習教材である。

　最終撮影日、朝は8時半にNHKに入る。スケジュールを見ると、終

Diary

　了予定は真夜中の12時を超えている。どんな日になることやら。

　朝一番が大竹まことさんの最終シーン。最後まで失語症患者の役を演じ切ってくださった。クランクアップの俳優さんには、一人一人花束が贈られ挨拶をいただく。「この役をやって、いろいろ考えました。今後脳梗塞の役は大竹まこと、と言われたい」という意味深いご挨拶だった。

　その次のシーンは、重度失語症から回復した三島先生の長セリフ。発症から3年後、よくなり過ぎていてはリアリティーがない。見ている実際の患者さんが興ざめしてしまう。言語機能は回復しても非流暢でとつとつとした話し方になるのがいいのではないか、と考えていた私のイメージ以上に、伊原さんの演技がうまい。明らかに失語症が残存している患者さんを演じてくださった。撮影後「どうだった？」と伊原さんに尋ねられ思わず「すばらしいです!!」と答えたら、後で「あの言葉に励まされたよ」と言ってくださった。

　その後の撮影は、ドラマの最終シーン。登場人物は、三島先生、潤さん、緑の父親の勝さんの3人が「理容トヨサキ」で顔を合わせるシーン。すでに緑さんは亡くなっている。勝さんにひげをそってもらいながら、潤さんが三島先生に、「たまには健太の勉強をみてやってください」と言う。初めは役者さんたちが何となくぎこちなく、ぎくしゃくした感じ。大切な最終シーン。納得できるまで段取りが続く。緑さんをめぐる二人の男性に、何とか近寄れる接点がほしい。伊原さんと、緑さんの父親の勝さん役の串田さんが、ディスカッションを始める。勝さんが潤さんと三島先生の肩をたたき、それを目で追う二人の視線が絡み合う、という提案がされる。岡田監督は、「うん、そうだねえ」とのらりくらり様子を見ながら、俳優さんたちの感情と役作り

を上手に引き出していく。テストが繰り返され、青木さんの演技がほぐれていく。シーンに温かな空気が漂い始める。「残された者は、みな日常に戻って生きていくしかないんだ」という串田さんのつぶやきが耳に残る。

深夜になって、私が立ち会った最終シーンの撮影が行われる。再発したがんが手術困難と知り、緑さんが三島先生の胸の中で泣き崩れるシーン。走馬灯を見るように、これまでのたくさんのシーンが目に浮かび、不思議な気持ちに陥る。

一生懸命に生きた人たちの、かけがえのない時間が終わっていく。逝った人も残された人も、二度と時間は戻らない。たくさんの思いや、ひたむきな気持ちだけが、余韻を漂わせている。

こうして、私のドラマ「はつ恋」参加も幕を閉じた。壮絶な非日常の世界から、当たり前の日常の生活へ帰っていく。

「はつ恋」はたくさんのものを私にくれた。私より若い女性が、命を終える物語だった。生きるとは何か、考えさせられた。彼女の人生、家族、職業について、思いをはせた。

彼女は言語聴覚士だった。

ありがとう。言語聴覚士、村上緑さん。

あとがき

　ドラマ「はつ恋」のディレクターズカット版の再放送を楽しみにしながら、このあとがきを書いています。あとがきには謝辞を記します。

　脚本を書いてくださった中園ミホ先生。言語聴覚士という仕事に関心を持ってくださり、「村上緑さん」をこの世に誕生させてくださったこと、心から感謝しています。

　中園先生の同級生の言語聴覚士、大原麻美さん。中園先生に言語聴覚士のすばらしさを伝えてくださったこと、本当にうれしいです。ありがとうございます。

　ドラマ「はつ恋」制作プロデューサー、小松昌代氏。本書の作成にご協力をいただきありがとうございます。「はつ恋」に対する小松さんの熱い思いを受け止めて、同じ思いで本書を作成しました。

　NHKエンタープライズ諏訪部章夫氏。通常の番組関連本とは全く異なる本書に、美しい写真を使用できるように惜しみなくお力をお貸しくださいましたこと、心から感謝いたします。

　3人の監督さんはじめドラマ制作関係者の皆様、木村佳乃さん、大竹まことさん、伊原剛志さん。すばらしいドラマを届けてくださり、ありがとうございました。

　そして、出版社三輪書店青山智社長。「この仕事は、損得抜きでやれ」との指示を出してくださり、実際そのようになりました。社長の応援がなければできなかった本だと思っております。感謝。

　三輪書店編集者の小林美智さん。夜中まで、電話とメールで付き合ってくださいました。小林さんと組んだからこそ、最後まで頑張ることができました。本当にありがとう。

　最後に、NHK演出担当の増田靜雄さんはじめ若手ADの皆さん。いつもいつも細やかにサポートしてくださり、ありがとうございました。たくさんのディスカッション、楽しかったです。今後のご活躍をお祈りしています。

　本書が、日本の言語聴覚士、そして失語症のある方々に、愛と勇気を与えられることを願って!!

2012年夏　　森田秋子

資料

養成校一覧

都道府県	学校名	所在地	電話番号
北海道	札幌医学技術福祉歯科専門学校	064-0805 札幌市中央区南5条西11-1289-5	011-513-2111
北海道	北海道医療大学	002-8072 札幌市北区あいの里2条5	011-778-8931
北海道	専門学校 日本福祉リハビリテーション学院	061-1373 恵庭市恵み野西6-17-3	0123-37-4520
青森県	弘前医療福祉大学	036-8102 弘前市大字小比内3-18-1	0172-27-1001
宮城県	仙台医療福祉専門学校	980-0023 仙台市青葉区北目町1番23	022-217-8880
宮城県	東北文化学園大学	981-8551 仙台市青葉区国見6-45-1	022-233-8173
福島県	国際メディカルテクノロジー専門学校	963-8811 郡山市方八町2-4-19	024-956-0160
茨城県	医療専門学校水戸メディカルカレッジ	310-0035 水戸市東原3-2-5	029-303-7033
栃木県	国際医療福祉大学	324-8501 大田原市北金丸2600-1	0287-24-3000
埼玉県	国立障害者リハビリテーションセンター学院	359-8555 所沢市並木4-1	04-2995-3100
埼玉県	目白大学	339-8501 さいたま市岩槻区浮谷320	048-797-2111
東京都	多摩リハビリテーション学院	198-0004 青梅市根ヶ布1-642-1	0428-21-2001
東京都	東京医薬専門学校	134-8530 江戸川区東葛西6-5-12	03-3688-6161
東京都	日本福祉教育専門学校	169-0075 新宿区高田馬場2-16-3	03-3205-1611
東京都	臨床福祉専門学校	135-0043 江東区塩浜2-22-10	03-5653-1711
東京都	西武学園医学技術専門学校	170-0013 豊島区東池袋3-9-3	03-3980-1771
東京都	首都医校	160-0023 新宿区西新宿1-7-3	03-3346-3000
東京都	帝京平成大学	170-8445 豊島区東池袋2-51-4	03-5843-3111
神奈川県	茅ヶ崎リハビリテーション専門学校	253-0083 茅ヶ崎市西久保500	0467-88-6611
神奈川県	北里大学	228-8555 相模原市北里1-15-1	042-778-8111
新潟県	明倫短期大学	950-2086 新潟市西区真砂3-16-10	025-232-6351
新潟県	新潟医療福祉大学	950-3198 新潟市北区島見町1398	025-257-4455
新潟県	新潟リハビリテーション大学	958-0053 村上市上の山2-16	0254-56-8292
長野県	長野医療衛生専門学校	386-0012 上田市中央2-13-27	0268-23-3800
岐阜県	サンビレッジ国際医療福祉専門学校	503-2413 揖斐郡池田町白鳥104	0585-45-2220
岐阜県	岐阜保健短期大学	500-8281 岐阜市東鶉2-92	058-274-5001
静岡県	聖隷クリストファー大学	433-8558 浜松市北区三方原町3453	053-439-1400
愛知県	専門学校日本聴能言語福祉学院	453-0023 名古屋市中村区若宮町2-14	052-482-8788
愛知県	東海医療科学専門学校	450-0003 名古屋市中村区名駅南2-7-2	052-588-2977
愛知県	愛知淑徳大学	480-1197 長久手市片平9	0561-62-4111
愛知県	名古屋医専	450-0002 名古屋市中村区名駅4-27-1	052-582-3000
愛知県	日本福祉大学中央福祉専門学校	460-0012 名古屋市中区千代田3-27-11	052-339-0200
福井県	福井医療短期大学	910-3190 福井市江上町55字鳥町13-1	0776-59-2200
京都府	京都医健専門学校	604-8203 京都市中京区衣棚町51-2	0120-448-808
大阪府	大阪医専	531-0076 大阪市北区大淀中1-10-3	06-6452-0110

都道府県	学校名	所在地	電話番号
大阪府	大阪医療福祉専門学校	532-0003 大阪市淀川区宮原1-2-14	06-6393-2288
大阪府	大阪医療技術学園専門学校	530-0044 大阪市北区東天満2-1-30	06-6354-2501
大阪府	大阪河﨑リハビリテーション大学	597-0104 貝塚市水間158	072-446-6700
大阪府	大阪保健医療大学	530-0043 大阪市北区天満1-9-27	0120-581-834
大阪府	大阪人間科学大学	566-8501 摂津市正雀1-4-1	06-6381-3000
兵庫県	神戸医療福祉専門学校	669-1313 三田市福島501-85	079-563-1222
兵庫県	神戸総合医療専門学校	654-0142 神戸市須磨区友が丘7-1-21	078-795-8000
兵庫県	関西総合リハビリテーション専門学校	656-2132 淡路市志筑新島7-4	079-223-2211
兵庫県	姫路獨協大学	670-8524 姫路市上大野7-2-1	079-223-2211
奈良県	白鳳女子短期大学	636-0011 北葛城郡王寺町葛下1-7-17	0745-32-7890
奈良県	関西学研医療福祉学院	631-0805 奈良市右京1-1-5	0742-72-0600
島根県	リハビリテーションカレッジ島根	699-3225 浜田市三隅町古市場2086-1	0855-32-3260
島根県	松江総合医療専門学校	690-0265 松江市上大野町2081-4	0852-88-3131
岡山県	川崎医療福祉大学	701-0193 倉敷市松島288	086-462-1111
広島県	県立広島大学	723-0053 三原市学園町1-1	0848-60-1120
山口県	山口コ・メディカル学院	753-0054 山口市富田原町2-24	083-933-0550
愛媛県	愛媛十全医療学院	791-0385 東温市南方561	089-966-4573
愛媛県	四国中央医療福祉総合学院	799-0422 四国中央市中之庄町1684-10	0896-24-1000
高知県	高知リハビリテーション学院	781-1102 土佐市高岡町乙1139-3	088-850-2311
福岡県	専門学校柳川リハビリテーション学院	832-0058 柳川市上宮永町116-1	0944-72-1001
福岡県	福岡国際医療福祉学院	814-0001 福岡市早良区百道浜3-6-40	092-832-1166
福岡県	専門学校 麻生リハビリテーション大学校	812-0007 福岡市博多区東比恵3-2-1	092-436-6606
福岡県	国際医療福祉大学	831-8501 大川市榎津137-1	0944-89-2000
長崎県	長崎リハビリテーション学院	856-0048 大村市赤佐古町42	0957-53-7883
熊本県	メディカル・カレッジ青照館	869-3205 宇城市三角町波多2864-111	0964-54-2211
熊本県	熊本保健科学大学	861-5598 熊本市北区和泉町325	096-275-2111
大分県	大分リハビリテーション専門学校	870-8658 大分市千代町3-22	097-535-0201
宮崎県	九州保健福祉大学	882-8508 延岡市吉野町1714-1	0982-23-5555
鹿児島県	鹿児島医療技術専門学校	891-0133 鹿児島市平川町字宇都口5417-1	099-261-6161
鹿児島県	鹿児島第一医療リハビリ専門学校	899-4395 霧島市国分中央1-12-42	0995-48-5551
沖縄県	専門学校琉球リハビリテーション学院	904-1201 国頭郡金武町字金武4348-2	098-983-2130
沖縄県	沖縄リハビリテーション福祉学院	901-1393 島尻郡与那原町字板良敷1380-1	098-946-1000

(2012年4月1日現在)

就職先種別

有職者 9,957 名中。複数回答可。
割合は全体における %
数字は協会員データによる

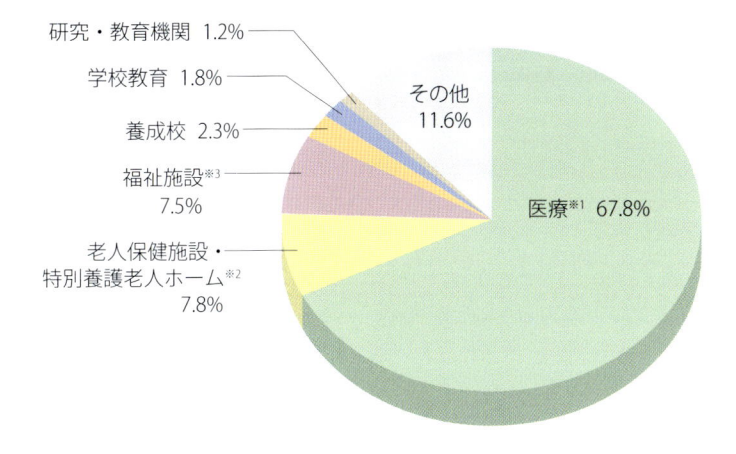

- 研究・教育機関 1.2%
- 学校教育 1.8%
- 養成校 2.3%
- 福祉施設※3 7.5%
- 老人保健施設・特別養護老人ホーム※2 7.8%
- 医療※1 67.8%
- その他 11.6%

※1 主な医療機関
　総合病院
　大学病院
　リハビリテーション専門病院
　リハビリテーションセンター
　一般病院
　労災病院
　国立療養所
　一般診療所
　開業医
　など

※2 主な保健施設
　介護老人保健施設
　デイケアセンター
　訪問看護事業所
　訪問リハビリテーション事業所
　など

※3 主な福祉施設
　デイサービスセンター
　肢体不自由児施設
　重症心身障害児施設
　など

国家試験情報

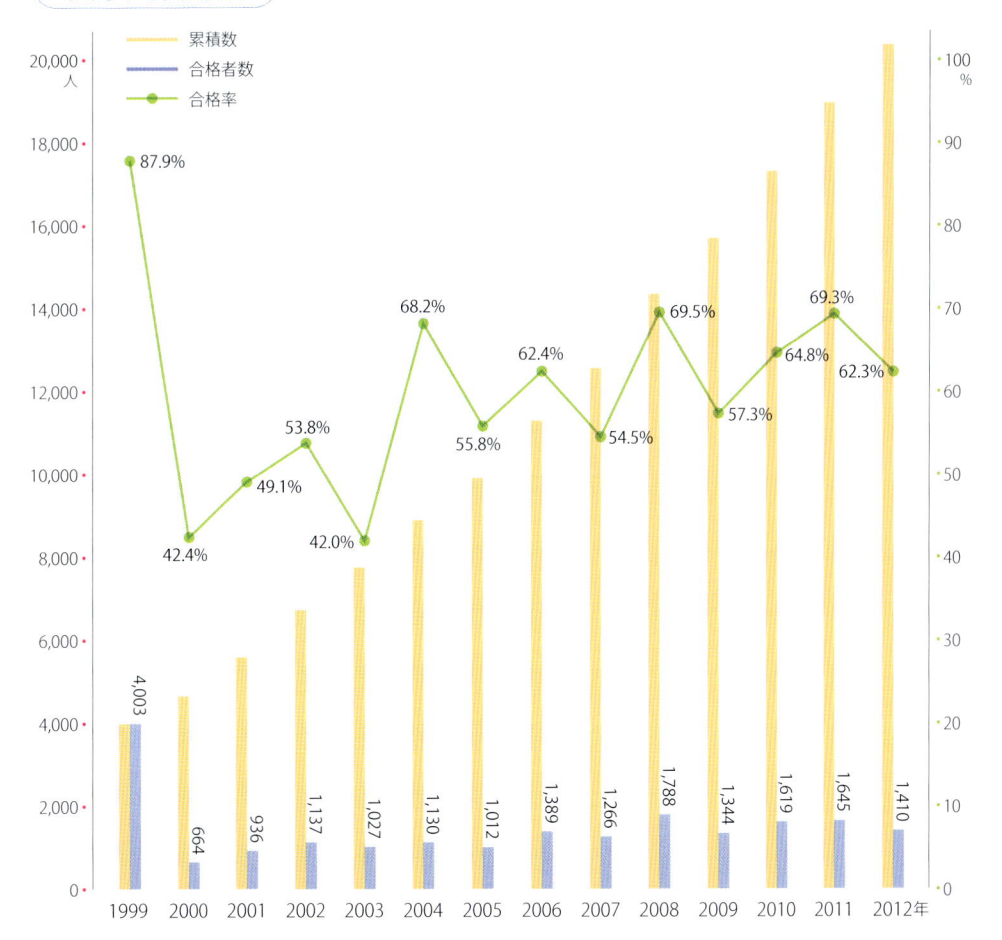

凡例：累積数／合格者数／合格率

年	合格者数	合格率
1999	4,003	87.9%
2000	664	42.4%
2001	936	49.1%
2002	1,137	53.8%
2003	1,027	42.0%
2004	1,130	68.2%
2005	1,012	55.8%
2006	1,389	62.4%
2007	1,266	54.5%
2008	1,788	69.5%
2009	1,344	57.3%
2010	1,619	64.8%
2011	1,645	69.3%
2012	1,410	62.3%

伝える　支える　心をつなぐ
プロフェッショナル！　言語聴覚士の仕事

発　行	2012 年 11 月 30 日　第 1 版第 1 刷Ⓒ
監　修	一般社団法人 日本言語聴覚士協会
発行者	青山　智
発行所	株式会社 三輪書店
	〒 113-0033 東京都文京区本郷 6-17-9　本郷綱ビル
	☎ 03-3816-7796　FAX 03-3816-7756
	http://www.miwapubl.com
制　作	株式会社トライ
印刷所	三報社印刷 株式会社

本書の内容の無断複写・複製・転載は，著作権・出版権の侵害となることがありますので，ご注意ください．

ISBN 978-4-89590-424-7　C 0095

JCOPY ＜(社)出版者著作権管理機構 委託出版物＞
本書の無断複写は著作権法上での例外を除き禁じられています．複写される場合は，そのつど事前に，(社)出版者著作権管理機構 (電話 03-3513-6969, FAX 03-3513-6979, e-mail: info@jcopy.or.jp) の許諾を得てください．